suhrkamp taschenbuch 4114

Der Papst ist jetzt Organspender – und Sie? Jeder ist möglicher Geber und Empfänger eines lebenswichtigen Organs, der Tod bekommt einen Sinn, Leben werden gerettet. Einfache Entscheidung, oder? Doch offenbar sind unsere Emotionen zu diesem Thema komplizierter – im Körper ist unser Selbst zu Hause, so empfinden wir das. Und wenn ein Mensch hirntot ist, aber noch durchblutet und beatmet wird, wie tot ist er dann eigentlich? Die Ethnologin Vera Kalitzkus geht einem der schwierigsten und umstrittensten Themen der gegenwärtigen Medizin auf den Grund. Mit ihrem Plädoyer gegen einen moralischen Druck zur Organspende eröffnet sie eine Sichtweise, die in der aktuellen Diskussion häufig zu kurz kommt.

Dr. disc. pol. Vera Kalitzkus, geboren 1968, ist Ethnologin mit dem Schwerpunkt *Medical Anthropology* und wissenschaftliche Mitarbeiterin am Institut für Allgemeinmedizin und Familienmedizin der Privaten Universität Witten/Herdecke.

Vera Kalitzkus
Dein Tod, mein Leben

Warum wir Organspenden richtig finden
und trotzdem davor zurückschrecken

Suhrkamp

medizinHuman
Herausgegeben von Dr. Bernd Hontschik
Band 8

suhrkamp taschenbuch 4114
Originalausgabe
Erste Auflage 2009
© der deutschen Ausgabe
Suhrkamp Verlag Frankfurt am Main 2009
Suhrkamp Taschenbuch Verlag
Alle Rechte vorbehalten, insbesondere das
der Übersetzung, des öffentlichen Vortrags sowie der Übertragung
durch Rundfunk und Fernsehen, auch einzelner Teile.
Kein Teil des Werkes darf in irgendeiner Form
(durch Fotografie, Mikrofilm oder andere Verfahren)
ohne schriftliche Genehmigung des Verlages reproduziert
oder unter Verwendung elektronischer Systeme
verarbeitet, vervielfältigt oder verbreitet werden.
Druck: Druckhaus Nomos, Sinzheim
Printed in Germany
Umschlag: Göllner, Michels, Zegarzewski
ISBN 978-3-518-46114-3

1 2 3 4 5 6 – 14 13 12 11 10 09

Inhalt

1 Warum dieses Buch? 7
2 Leibesvisitation I – Körper haben, Leib sein 27
3 Leibesvisitation II – Corpus oder Leichnam? 38
4 Auf der Intensivstation I – Tod bei lebendigem Leib? 47
5 Eine unmögliche Entscheidung oder die *Bitte um Organspende* 67
6 Ohne Leichnam geht es nicht 86
7 Hirntod oder die Grenze zwischen den Lebenden und den Toten 94
8 Medizinische (Un-)Gewissheiten – Diskussionen über den Hirntod 109
9 Auf der Intensivstation II – Pflege potenzieller Organspender 127
10 Warten auf *Tag X* – Auf der Warteliste 141
11 Unter dem Damoklesschwert – Leben nach der Transplantation 163
12 Intime Fremde – Organspende und das Prinzip der Gabe 187
13 Verstörende Entwicklungen 205
14 Was noch zu sagen bleibt ... 220

Anhang

Literatur 229
Zum Weiterlesen 240
Auszug aus dem Nürnberger Kodex (1997) 241
Hinweise 243

1. Warum dieses Buch?

Als ich im Herbst 1992, während meines Studienjahres in den USA, den Antrag für einen kalifornischen Führerschein ausfüllte, stieß ich auf die Rubrik *organ donation: donor – non-donor*. Beigefügt war ein roter Klebepunkt, den ich an der entsprechenden Stelle anbringen sollte. Ich war überrascht, doch nach der ersten Irritation angetan von dieser Aufforderung. Stimmt ja, es gibt die Möglichkeit der Organspende, davon hatte ich schon gehört. Aber obwohl ich mich im Zuge meines Studiums der Ethnologie und Religionswissenschaft sehr für die jeweiligen Vorstellungen vom Sterben, vom Tod und dem Übergang ins Jenseits in unterschiedlichen Kulturen interessiert hatte, war ich noch nicht tiefer gehend mit dem Thema Organspende in Berührung gekommen. Den Thriller *Fleisch* kannte ich vom Hörensagen, aber das war ja nur ein Film. Von Christiaan Barnard und den ersten Herztransplantationen hatte ich gehört, aber nichts gelesen, und über den sogenannten Hirntod wusste ich gar nichts. Zwar hatte ich mich mit dem Sterben und Nahtoderlebnissen befasst, aber nie wirklich überlegt, was mir persönlich wohl wichtig wäre in der Sterbephase. Welche Bedeutung messe ich meinem Körper nach dem Tod bei? Meine Vorstellungen vom Jenseits oder einer Existenzform nach dem Tod waren verschwommen. Doch was (wenn überhaupt etwas) danach auch kommen mochte, mit meinem physischen Körper, so glaubte ich angesichts der Berichte von Menschen mit Nahtoderfahrungen, würde das nichts mehr zu tun haben. Meine Entscheidung stand fest. Kurz entschlossen klebte ich den roten Punkt neben die Rubrik *donor* (Spender) und freute mich darüber, eine Entscheidung getroffen zu haben, die möglicherweise anderen Menschen das Leben retten konnte. War doch ganz einfach.

Gegen Ende meines Studiums sollte ich mich an diese Szene erinnern, denn ich bekam die Möglichkeit in einem kulturwissenschaftlichen Forschungsprojekt zum Umgang mit neuen medizinischen Technologien unter der Leitung von Prof. Brigitta Hauser-Schäublin am Institut für Ethnologie der Universität Göttingen zu arbeiten. Dabei interessierten uns unter anderem die soziokulturellen Rahmenbedingungen der Transplantationsmedizin, die zugrunde liegenden Konzeptionen von Körper, Identität und Tod und insbesondere die Erfahrungen der direkt Betroffenen.

Beim Thema Ethnologie denkt man gemeinhin an die Erforschung außereuropäischer, manch einem exotisch anmutender Gesellschaften. Ethnologen ziehen zum Beispiel für eine Zeit mit den Nomaden durch die Sahara, um deren Wirtschaftsweise zu verstehen, verbringen ein Jahr bei den Aborigines in Australien, um etwas über deren Verwandtschaftssystem zu lernen, oder machen sich auf zu den Schamanen im Amazonasgebiet, um deren Heilmethoden zu begreifen. Was auch immer man in der Ethnologie untersuchen möchte, man versucht – vor dem Hintergrund entsprechender Theorien und Fragestellungen – dadurch zu Erkenntnissen zu kommen, indem man sich ganz in die Welt der Betreffenden hineinversetzt, um so ihre Sichtweise kennenzulernen. Dieses Miterleben nennt man Feldforschung und die wiederum lässt sich natürlich auch in der eigenen Gesellschaft praktizieren.

Mein Feld sollte also die Transplantationsmedizin sein – nicht primär der klinische Bereich, sondern die lebensweltlichen Erfahrungen von Patienten und ihren Angehörigen, zu denen ich nun einen Zugang suchte. Durch die Teilnahme an Selbsthilfegruppen, Sportveranstaltungen Organtransplantierter, öffentlichen Diskussionsveranstaltungen zur Organspende, Hospitationen auf einer Transplantationsabteilung und Intensivstation, insbesondere aber durch intensive Gespräche mit Betroffenen beider Seiten wollte ich diese Welt kennenlernen.

Es liegt auf der Hand: Eine solche Form der Forschung geht unter die Haut und involviert den ganzen Menschen, nicht nur seinen analytischen Verstand, sondern auch die Gefühlsebene und die persönliche Einstellung zu der entsprechenden Thematik. Ich entdeckte eine Welt schwer zu ertragender Ambivalenzen und widersprüchlicher Vorstellungen. Eine Welt, die viele schmerzhafte Auseinandersetzungen bereithält – in erster Linie für Patienten und Angehörige von Organspendern, aber auch für diejenigen, die sich intensiv mit der Thematik beschäftigen, also auch für mich. Sollte sich bald herausstellen, dass meine bisherige Auseinandersetzung mit Sterben und Tod, meine damals vermeintlich einfache Entscheidung zur Organspende mit dem roten Klebepunkt auf dem kalifornischen Führerschein nichts weiter waren als Trockenübungen für den Ernstfall?

Erste Begegnungen – naive Fragen?

Die Entscheidung für eine Transplantation sei doch sicherlich nicht einfach gewesen?, fragte ich die Leiterin einer Selbsthilfegruppe für Herztransplantierte, wobei ich mich vorsichtig an die Thematik herantastete. »Überhaupt nicht!«, antwortete sie resolut, »es ging doch ums Überleben!« Oder wie eine andere Patientin sagte, sie würde sogar das Herz eines Affen nehmen, auch wenn sie danach jeden Tag eine Schubkarre Bananen essen müsse. Kann nur jemand wie ich, die nicht betroffen und dazu noch von einer wissenschaftlichen Neugier getrieben ist, eine so naive Frage stellen? Plötzlich erschien sie mir als reiner Luxus, den man sich in einer so lebensbedrohlichen Situation gar nicht leisten kann. Etwas verschüchtert saß ich nun bei diesem Treffen und lauschte den Gesprächen der Patienten. Zu meinem Unbehagen gesellte sich ein Gefühl der Angst, nicht nur meine eigene, sondern auch die, die ich in meinem Umfeld wahrnahm.

Mir gegenüber saß zum Beispiel eine Familie: Er, vielleicht Mitte 40, hatte bei einer Routineuntersuchung von der massiven Schädigung seines Herzens erfahren und von seinem Arzt eine Organtransplantation nahegelegt bekommen. Gemeinsam mit seiner Frau und der Tochter im Teenageralter wollte er sich nun informieren, wie das so ist mit einem fremden Herzen. Einige ›alte Hasen‹ an unserem Tisch, seit über acht Jahren transplantierte Männer, schilderten teils etwas derb und drastisch das Prozedere: wie das Brustbein durchgesägt und aufgeklappt wird, dass man die Drähte, mit denen es wieder vernäht wird, hinterher auf dem Röntgenbild sehen könne. Von Biopsien war die Rede, die zu den regelmäßigen Nachuntersuchungen gehören. Da werde mit einer kleinen Zange vom Organ ein Gewebestückchen abgezwackt, um eine schleichende Abstoßungsreaktion erkennen zu können, die im Falle eines transplantierten Herzens tödlich wäre. Auch um die immunsuppressiven Medikamente ging es und ihre Nebenwirkungen, um Retransplantationen, Folgeerkrankungen und vieles mehr.

Mir schwirrte nur so der Kopf von all diesen Schilderungen, und leider hatte ich auch gleich die entsprechenden Bilder vor Augen – meine Vorstellungskraft ist manchmal einfach zu gut. Ich blickte zu dem Mädchen hinüber. Stumm und mit vor Angst geweiteten Augen saß sie da. Mir wurde eng ums Herz, am liebsten wollte ich sie packen und von dort wegholen, von all diesen Geschichten, die solche Angst machen – auch wenn natürlich Hoffnung mitschwang, denn diese ›alten Hasen‹ hatten ja überlebt. Sie saßen dort bei Kaffee und Kuchen und unterhielten sich über das Geschehen wie alte Kriegsveteranen. Später, das Treffen fand in einer größeren Klinik statt, wurde noch eine Frau in ihrem Krankenbett herangerollt. Ich hatte das zunächst nicht bemerkt. Erst als ich ein regelmäßiges leises Zischen hörte, drehte ich mich irritiert um. Das war das Zischen ihres Sauerstoffgerätes. Sie sah sehr krank aus – fahle Gesichtsfarbe, tief liegende Augen, sehr dünn – und verschwand fast in ihrem Kissen und unter der Decke. Sie wartete auf ein neues Herz. Der ›Ausflug‹ zur Gruppe sollte ihr wohl Mut machen, doch auch sie wirkte auf mich eigentlich nur überfordert und wurde nach kurzer Zeit wieder weggerollt.

Hier ging es um Leben und Tod, das war deutlich zu spüren. Waren da Fragen wie »Ist ein hirntoter Mensch wirklich schon tot?« oder »Wie ist das Leben mit einem fremden Organ?« überhaupt angebracht? Darf man oder kann man noch darüber nachdenken, wenn das eigene Leben von einer Transplantation abhängt? Oder können es sich nur die anderen, die Nicht-Betroffenen und die Forscher in ihrem Elfenbeinturm, leisten, solche Fragen zu stellen? Und wie sollte ich mit den Organempfängern ins Gespräch kommen, wenn die Reaktionen auf meine Fragen so knapp und schroff ausfielen und mir deutlich signalisiert wurde, dass all das eben *kein* Thema ist und auch keines sein darf?

Ich machte mich auf zu einem weiteren, etwas größeren Treffen einer anderen Selbsthilfegruppe (es gibt organspezifische Selbsthilfegruppen, etwa für Herz-, Leber- oder Nierentransplantierte und Dialysepatienten). In der Toilette stand eine Frau neben mir beim Händewaschen und sprach mich an. Ich sei noch so jung und sähe so gut aus! Außerdem habe sie mich noch nie in dieser Gruppe gesehen, wann ich denn wohl transplantiert worden sei? Mein Lächeln erstarrte auf meinem Gesicht. Was?! Ich, transplantiert?! Wie kann sie mich denn so etwas fragen?! Das kann doch gar nicht sein, dachte ich schockiert und zutiefst empört. Es dauerte eine Weile, bis mir klar wurde, warum die Frage dieser Frau ein solches Entsetzen in mir auslöste. Wie so viele Menschen war ich bisher immer unbewusst davon ausgegangen, dass die Sterblichkeit – und also auch die Frage nach einer Transplantation – nur die anderen betrifft, aber nicht mich. Dieser Schutzwall vor meiner Angst, selbst zu erkranken oder gar zu sterben, brach mit ihrer Frage zusammen. So ist das also mit der Verdrängung. Ich begann zu ahnen, was die weitere Auseinandersetzung mit Organtransplantation noch für mich bereithalten würde. Bei diesem Thema ging es um Leben und Tod – und es machte auch vor meinen eigenen Ängsten nicht Halt.

Auf wessen Seite stehst Du?

Der Projektbeginn im Jahr 1996 fiel in die Zeit der vehement geführten gesellschaftspolitischen Debatten um den Hirntod und das Ringen um einen Konsens für die Verabschiedung eines Transplantationsgesetzes. Die Begegnungen im Feld waren immer geprägt von der Gretchenfrage: Hast Du einen Organspendeausweis? und: Bist Du dafür oder dagegen? Der Soziologe Werner Schneider bezeichnet das als »Zwang zur Selbstauskunft« beim Thema Hirntod und Organtransplantation: »Diesem Anspruch, diesem Zwang läßt sich schwerlich entfliehen, und mich erinnerten solche Situationen, an mir selbst erlebt oder bei anderen beobachtet, immer fatal an jene Praxis der Gewissens- und Gesinnungsbefragung, welche – ›öffentlich‹ verhandelt – der jeweiligen historischen Situation entsprechend die Beurteilung der Argumente durch die Be- (bis hin zur Ver-) Urteilung der Person ersetzt« (1999: 306).

Mich belastete diese Frage aber noch aus anderen Gründen: Einerseits war ich im Kontakt mit den Organempfängern, die Vertrauen zu mir fassten und mir ihre persönliche Geschichte erzählten, besorgt, ihr Recht auf Leben durch eine negative Haltung in Frage zu stellen. Andererseits dachte ich in den Gesprächen mit Angehörigen von Organspendern, die zum Teil traumatische Erfahrungen gemacht hatten: Wie kann man dafür sein, wenn der Preis dieser Form der Medizin für einige so hoch ist? Und was sollte ich den Organempfängern erzählen, wenn sie mich auf die Erfahrungen der Hinterbliebenen ansprachen? Mache ich es ihnen nicht allein dadurch noch schwerer, wenn sie hören, dass ihr »geschenktes Leben«, so wird das Leben nach einer Transplantation gerne bezeichnet, auch zusätzliches Leid bei den Angehörigen der Spender bedeuten kann?

Betrügerfantasien stiegen in mir auf – insbesondere dann, wenn ich von Gesprächen mit Hinterbliebenen wieder zu Organempfängern oder Selbsthilfegruppen fuhr. Wurde der Versuch, mit der anderen Seite zu sprechen und ihre Ansichten zu verstehen, bereits als Verrat angesehen? In diesem Dilemma half mir die folgende Aussage des Soziologen und Psychoanalytikers George Devereux zu erkennen, dass es bei diesen unangenehmen Gefühlen nicht nur um meine persönliche Betroffenheit ging, sondern hier eine Kernproblematik der Transplantationsmedizin liegt. Devereux schreibt, dass »nicht die Untersuchung des Objekts, sondern die des Beobachters […] uns einen Zugang zum *Wesen* der Beobachtungs*situation* [eröffnet]« (1992: 20). Dies ist der Grund, warum ich diese persönliche Darstellung wage: Ich möchte das Verständnis für die verschiedenen Facetten von Organtransplantation und Organspende vertiefen – und zwar nicht durch noch mehr Faktenwissen, sondern durch die Beschreibung der Aspekte jenseits von Körperreparatur, biomedizinischer Todesdefinition oder dem Mangel an Spenderorganen. Die Problematik der Transplantationsmedizin ist wesentlich komplexer, als es die Klage um den leidigen Organmangel aus fehlender Solidarität in unserer Gesellschaft suggeriert.

Warum noch ein Buch zu Organtransplantation?

Und warum aus ethnologischer bzw. kulturwissenschaftlicher Perspektive? Eines meiner zentralen Anliegen ist es, die Sichtweise und das Erleben der Betroffenen darzustellen. Organempfänger bekommen ein neues Leben »geschenkt« und dürfen eine Art zweiten Geburtstag feiern – Grund genug zu großer Freude und tief empfundener Dankbarkeit. Dies ist aber nur die eine Seite der Medaille. Über ihrem neuen Leben hängt das Damoklesschwert der immer drohenden Gefahr einer Abstoßung des transplantierten Organs durch das eigene Immunsystem, durch Transplantatversagen, zahlreiche Nebenwirkungen der starken Medikation und (auch schwerwiegende) Folgeerkrankungen. Das »geschenkte Leben«, so wird im Laufe dieses Buches deutlich werden, ist oftmals hart erkämpft. Die Hinterbliebenen von Organspendern können Trost finden in dem Gedanken, einem oder gar mehreren Menschen mit ihrer Entscheidung ein Überleben ermöglicht zu haben. Ihre Erfahrungen aber machen deutlich, dass sie dies unter zusätzlichen Opfern und Belastungen tun. Auch davon wird die Rede sein. Das Buch konzentriert sich in erster Linie auf die Problematik der sogenannten postmortalen Organspende. Auch zu Lebzeiten kann ein Mensch ein Organ spenden, etwa eine Niere, Teile der Leber oder Teile der Lunge. In der Regel geschieht dies unter Verwandten oder sich emotional nahestehenden Menschen. Da es mir jedoch zentral um die Frage des Todes und der Schicksalsverknüpfung zwischen Fremden geht, werden diese Aspekte nur am Rande behandelt.

Den Verlust eines Menschen, auch den plötzlichen Tod eines nahen Verwandten müssen viele beklagen – damit sind die Angehörigen von Organspendern nicht allein. Ebenso gibt es viele Patienten, die um ihr Überleben kämpfen, mit den Einschränkungen einer chronischen Erkrankung zurechtkommen müssen, und deren Leben von ungewisser, wenngleich stark verkürzter Dauer ist. Doch für transplantierte Patienten kommen durch die Organübertragung zu diesen Schwierigkeiten noch weitere hinzu. Die lassen sich besser begreifen, wenn man sie vor dem Hintergrund kultureller Vorstellungen zum Tod und dem Zusammenhang von Körper und Identität betrachtet. Hier kommt es zu Brüchen in den tradierten Ansichten unserer Gesellschaft. Diese beinhalten tiefe Gewissheiten, die zentral sind für die Wirklichkeitsstrukturierung und die Orientierung in der Welt: 1. Ein Mensch ist verstorben, wenn von ihm nur noch ein lebloser Körper, also ein Leichnam übrig ist. Ein warmer, durchbluteter Körper, der vielleicht sogar schwitzt und möglicherweise spontane Bewegungen der Gliedmaßen zeigt, dessen Brust sich (mit Hilfe der Beatmungsmaschine) hebt und senkt, kündet demnach von Leben, nicht von Tod. 2. Die Schulmedizin trennt zwischen Körper und Geist – das ist der kartesische Dualismus; umgangssprachlich kann man hier auch vom Maschinenmodell des Körpers sprechen. Dennoch empfindet man in euro-amerikanischen Gesellschaften eine enge Verbindung zwischen dem Körper und einer Person. Diese geht sogar noch über den Tod hinaus, wie die besonderen Umgangsformen mit Verstorbenen, wie zum Beispiel der Schutz der Totenruhe und ähnliche Praktiken zeigen. Und obwohl sich in der Alltagssprache auch das sogenannte Maschinenmodell wieder findet (wir sprechen vom medizinischen Check-up oder davon, dass unsere Batterien abgelaufen sind), gibt es immer noch die kulturelle Bedeutung bestimmter Körperteile oder einzelner Organe, deren Metaphorik auf den empfundenen Zusammenhang zwischen Körper und Identität verweist: die Augen als ›Fenster zur Seele‹ oder das Herz als ›Sitz der Gefühle‹; auch kann einem ›etwas an die Nieren gehen‹ oder eine ›Laus über die Leber laufen‹.

Aber nicht nur das, noch ein dritter Bereich kultureller Vorstellungen wird von der Übertragung menschlicher Organe tangiert. Es ist, so abwegig es zunächst klingen mag, der Bereich der verwandtschaftlichen Beziehungen. In euro-amerikanischen Gesellschaften, so formuliert die Ethnologin Brigitta Hauser-Schäublin (1996) eine unserem Forschungsprojekt zugrunde liegende Annahme, beruhen diese Beziehungen auf geteilten körperlichen Substanzen: mein »eigen Fleisch und Blut«, wie es so schön heißt. Demnach würden mit der Übertragung von Organen eigentlich neue verwandtschaftliche Bindungen entstehen. In den USA, so berichtet eine Studie (Albert 1998), gibt es – unter den Angehörigen von Organspendern wie auch Organempfängern – tatsächlich Menschen, die sich auf die Suche nach ihren ›neuen Verwandten‹ machten. Das ist in Deutschland aufgrund der im Transplantationsgesetz (TPG) festgelegten Anonymität zwischen beiden Seiten gar nicht möglich. Dennoch wurde auch mir von Organempfängern berichtet, dass es doch eine sehr intime Angelegenheit sei, die Niere oder die Leber eines anderen Menschen nun unter der eigenen Haut zu tragen. Die Übertragung menschlicher Organe ist also etwas anderes als das Einsetzen etwa eines künstlichen Hüftgelenkes, eines Herzschrittmachers oder einer vom Schwein stammenden Herzklappe.

Durch die Transplantationsmedizin werden Schicksale von Menschen verknüpft, die sich zu Lebzeiten nie begegnet sind: Der Tod des einen unter ganz besonderen Umständen, nämlich auf einer Intensivstation, ermöglicht erst das Überleben eines anderen – ebenfalls unter dann sehr speziellen Bedingungen. Um der Komplexität dieses Geschehens gerecht zu werden, muss man über die individuelle Ebene hinaus eine systemische Sichtweise einnehmen. Der Philosoph und Ethiker Christoph Rehmann-Sutter (1997) zeichnet folgendes Modell vom Beziehungsnetz der Organtransplantation, das alle beteiligten Akteure am Transplantationsgeschehen erfasst:

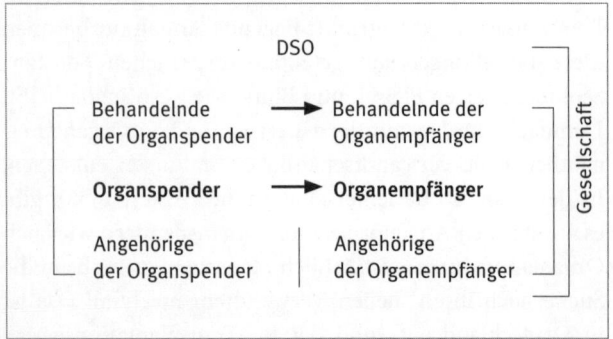

Abb. 1: An Organübertragungen beteiligte Gruppen (nach Rehmann-Sutter 1997)

Hierzu gehören die (potenziellen) Organspender und deren Ärzte, Krankenschwestern und -pfleger, aber auch ihre Angehörigen, die den Prozess der Organentnahme mittragen und zumeist selbst entscheiden müssen (in Deutschland im Jahr 2006 in 77 Prozent der Fälle), sowie die Organempfänger und ihre Ärzte, Krankenschwestern und -pfleger, aber auch ihre nächsten Verwandten, die sich ebenso mit den aufgezeigten Schwierigkeiten auseinandersetzen müssen. Die Seite der Organspende ist in ihren Handlungen auf die Seite der Organempfänger ausgerichtet (Pfeil). »Doch wie weit dürfen das unterschiedliche Interesse, die unterschiedlichen Verpflichtungen und Loyalitäten dieser beiden medizinischen Teams das eigene Verhalten gegenüber Spendenden/Empfangenden und Angehörigen beeinflussen?«, fragt Rehmann-Sutter (1997: 84). Und dann gehört natürlich das System der Transplantationsmedizin mit der Deutschen Stiftung Organtransplantation (DSO) dazu, die für die Vermittlung der Organe verantwortlich ist. Eingebettet ist dieses Szenario wiederum in eine Gesellschaft, die (über politische Entscheidungsprozesse) beschlossen hat, dass sie diese Form der medizinischen Behandlung haben möchte. Sie hat sich einverstanden erklärt (durch die entsprechenden Passagen des im Jahre 1997 verabschiedeten Transplantationsgesetzes) mit der medizinischen Gleichsetzung von irreversiblem Hirnversagen, auch Hirntod genannt, und dem Tod eines Menschen.

Um die Problematik des Beziehungsgeflechtes der Organtransplantation zu verstehen, kann es hilfreich sein, eine weitere ethnologische Theorie heranzuziehen, nämlich die Theorie des Gabentausches. Worum geht es da? Gaben – wir kennen sie bei uns in Form von Geschenken oder Spenden – sind der Kitt jeder menschlichen Gesellschaft. Zentral für den Gabentausch sind nach Ansicht des Soziologen Marcel Mauss (1994), auf den diese Theorie zurückgeht, drei Komponenten: das Geben, das Annehmen und die Verpflichtung zur Erwiderung der Gabe mit einer Gegengabe von äquivalentem, wenn nicht gar höherem Wert. Durch diesen Austausch entsteht ein Beziehungsgeflecht zwischen Individuen oder Gruppen. Die Verpflichtung zur Erwiderung der Gabe ist zentral, unabhängig von ihrer Art. Wird dieser Verpflichtung nicht nachgekommen, führt dies zu sozialen Spannungen.

Auch das kennen wir aus eigener Erfahrung. Geburtstagsgeschenke beispielsweise wandern selten immer nur in eine Richtung. Kommt nicht irgendwann auch einmal eins zurück, dann hört das Schenken wahrscheinlich bald auf. Bewusst oder unbewusst schwingen bei einer Gabe immer Erwartungen einer Gegengabe mit; denn eine Gabe, die nicht zur Stärkung sozialer Beziehungen beitrage, sei ein Widerspruch in sich, meint die Ethnologin Mary Douglas (2000; vgl. auch Kap. 12). Auch bei Gaben, die explizit ohne Erwartung einer Gegengabe gegeben werden – insbesondere in der Form von Spenden –, ist dies der Fall: entweder möchte man dafür gerne als »edler Spender« genannt werden (»Diese Bank wurde gestiftet von der Familie soundso«) – oder zumindest im Stillen die Gegengabe in Form eines ruhigen Gewissens oder des Gefühls der Großzügigkeit genießen.

Wie ist das nun mit Organspenden? Eine direkte Gegengabe ist aus verschiedenen Gründen unmöglich: a) der eigentliche Spender ist tot; b) die Hinterbliebenen sind für die Organempfänger anonym; und c) was könnte ein Äquivalent zu geschenktem Leben sein? Diese Gabe bekommt ein Mensch eigentlich nur einmal – von seiner Mutter. Eben weil es unmöglich ist, ein Geschenk von solcher Größe zu erwidern – die Soziologinnen Renée Fox und Judith Swazey (1992) sprechen hier von der Schuldnerfalle, die eine Organspende mit sich bringt –, sind hier also die Vermittler der Gabe gefragt: die Transplantationsmedizin und die Gesellschaft, die diese Form der Medizin wünscht. Auf diese Problematik werde ich später noch genauer eingehen (Kap. 12), und auch auf die Tatsache, dass man nur spenden kann, was einem selbst gehört, d. h. eine Organspende zu Lebzeiten verfügt haben müsste, um von einer Spende im wörtlichen Sinne sprechen zu können.

Dem Tod ein Schnippchen schlagen

Die Transplantationsmedizin – einmal abgesehen von der sogenannten Lebendspende – unterscheidet sich in einem Aspekt fundamental von anderen therapeutischen Methoden: durch ihre direkte Abhängigkeit vom Tod. Zwar gibt es Bestrebungen, sich beispielsweise durch die Züchtung künstlicher oder tierischer Organe zur Transplantation, der Xenotransplantation, von dieser Abhängigkeit zu befreien, auf absehbare Zeit ermöglichen aber noch die Organe von Patienten, die von einer hoch technologisierten Medizin nicht mehr gerettet werden konnten, den Großteil der Transplantationen. Dadurch verändert sich, so der ehemalige Transplantationskoordinator Sven Eisenreich (2008), die Beziehung von Patient und Arzt, in die sich nun ein drittes Objekt drängt, das nicht beliebig verfügbar gemacht werden kann: »Die Abhängigkeit ist nicht überwindbar; sie kann kaum ertragen werden, wir spüren sie immer und überall. Deshalb müssen wir so verzweifelt um Organspende werben und die Lebendspende ausweiten, weil der Aktionismus uns unsere Ohnmacht und Abhängigkeit nicht spüren lässt.«

»Der Kampf gegen den Tod«, bestätigen der Psychiater Benjamin Maoz und Kollegen, »ist sozusagen das Kernstück, um das sich in der Medizin alles dreht und das vermutlich auch eine der größten Illusionen ist« (2006: 124). Die Grenze des Machbaren werde dabei immer weiter verschoben. Insbesondere der Tod eines Patienten in einer Klinik mit Optimalversorgung (Intensivstation) stelle deshalb für die Ärzte und das medizinische System eine Kränkung dar: »Da die Heilung eines Patienten als ein Sieg über den Tod angesehen wird, wird der Tod eines Patienten folglich als Niederlage empfunden. Vor allem, wenn ein Patient in einem gut ausgestatteten Klinikum stirbt« (ebd.: 124). Das ist das Dilemma der Transplantationsmedizin. Sven Eisenreich berichtete auf einer Tagung zur Psychosomatik in der Transplantationsmedizin an der Medizinischen Hochschule Hannover im Sommer 2008 ebenfalls von diesem Phänomen: »Wir versuchen durch die Transplantation, die Endlichkeit und die sich daraus ergebende eigene ärztliche Ohnmacht und narzisstische Kränkung zu überwinden. Ich habe es auf der neurochirurgischen Intensivstation oft genug erlebt, wie Ärzte den Verlust ihres Patienten auch als eigenes Versagen empfanden, gekränkt reagierten und sich unmittelbar enttäuscht abwendeten« (Eisenreich 2008). Dem Tod ein Schnippchen zu schlagen, weil man ihn trotz des Misserfolgs noch zur Lebensrettung eines anderen, sonst ebenfalls nicht zu rettenden Patienten heranziehen kann? Kann das gut gehen? Auch dieser Frage soll in diesem Buch nachgegangen werden.

Das eigene Überleben dem Tod eines anderen Menschen zu verdanken kann (und darf!) nicht zur Routine werden. Die Gefahr liegt dabei in einer wachsenden Anspruchshaltung; auf eine »Routinebehandlung«, wie Organtransplantation gerne bezeichnet wird, habe man schließlich ein Anrecht! In der irrigen Annahme, die geringe Anzahl bereitwilliger Spender sei daran schuld, dass man vielleicht sterben muss, gerät die eigentliche Ursache für das Sterben dieser Menschen in Vergessenheit: ihre schwere Erkrankung.

Es soll nicht in Abrede gestellt werden, dass die Auseinandersetzung mit einer schweren, möglicherweise unheilbaren Erkrankung, die Akzeptanz einer nur noch begrenzten eigenen Lebenszeit und letztlich das Annehmen des eigenen Todes zu den schwersten Aufgaben gehört, vor die ein Mensch im Laufe seines Lebens gestellt wird. Und dem leidenden und sterbenden Menschen sollten all unsere Unterstützung und Schutz gelten. Die Angst vor dem eigenen Tod und die gedankliche Beschäftigung mit dem eigenen Sterben mag viele davon abhalten, sich dem Thema Organspende zuzuwenden. Aber auch auf der empfangenden Seite sind es genau diese Angst und der dringende Wunsch, das eigene Sterben soweit wie möglich in die Ferne zu schieben, die alles andere überdecken und den Ruf nach mehr Organspenden so laut werden lassen.

Es gibt kein Recht auf ein Organ, kein Recht auf Überleben – und schon gar keine Gerechtigkeit in der Frage, *wer* denn nun überleben darf und eines der raren Transplantate bekommt. Aber es gibt ein Recht der Organempfänger, sich darauf verlassen zu können, dass die Organspende korrekt abgelaufen ist, dass denjenigen, die ihnen das Überleben ermöglicht haben, nicht zusätzlicher seelischer Schmerz zugefügt wurde – oder sie gar auf unerträgliche Weise in ihrem Sterben verletzt wurden. Organempfänger brauchen diese Gewissheit, um ihr neues Leben bewusst leben zu können und sich den Herausforderungen – auf körperlicher, psychischer und seelischer Ebene – zu stellen, die dieses ›neue‹ Leben mit sich bringt. Und sie müssen sich darauf verlassen können, dass diese Gabe aus freiem Willen und im Bewusstsein der Tragweite dieser Entscheidung gegeben wurde. Dazu gehört auch ein angemessener, wertschätzender gesellschaftlicher Diskurs. Ein Diskurs, der die Entscheidung Angehöriger, einer Organentnahme zuzustimmen, anerkennt und den Tod der Organspender würdigt; ein Diskurs, der aber auch anerkennt, dass manche Menschen nicht willens oder fähig sind, dieses Opfer für andere zu erbringen, und auch akzeptiert, dass es Auffassungen vom menschlichen Körper und seinem Sterben gibt, die einer Organspende entgegenstehen können.

Die Reihe *medizinHuman* möchte einen Beitrag leisten zu einer menschenwürdigen Medizin. Was heißt das für den Bereich der Transplantationsmedizin? Es bedarf der gesellschaftlichen und kulturellen Reflexion über das, was uns die Medizin an neuen (Eingriffs-)Möglichkeiten bietet. Denn, so die Gedanken Christoph Rehmann-Sutters zu einer »Humanen Medizin« im Zeitalter des medizintechnologischen Fortschritts: »Das Ethos der Medizin ist ein Ergebnis gesellschaftlicher Auseinandersetzungen. Insofern nehmen wir alle an der ethischen Gestaltung der Medizin teil, sozusagen an ihrer gesellschaftlichen Konstruktion« (Rehmann-Sutter 1999: 236). Salopp formuliert könnte man sagen: Jede Gesellschaft hat die Medizin, die sie verdient. Wir leben in einer Gesellschaft, die durch die Übertragung von menschlichen Organen das Überleben sterbenskranker Patienten ermöglicht. Doch dies bleibt nicht ohne Nebenwirkungen – im engeren wie im übertragenen Sinne. Das Buch versteht sich als kritischer Beitrag zur gesellschaftlichen Debatte um Organtransplantation. Es möchte den herkömmlichen Diskurs ergänzen und für Themenbereiche sensibilisieren, die in Veröffentlichungen und ›Aufklärungsschriften‹ zur Transplantationsmedizin selten bzw. nicht ausreichend behandelt werden. Denn wenn wir die Transplantationsmedizin in unserer Gesellschaft möchten, kommen wir nicht umhin, uns auch den unangenehmen und schweren Seiten dieser Behandlungsmethode zu stellen.

Der Weg durch die Kapitel

In den folgenden Kapiteln werde ich unterschiedliche kulturelle Vorstellungen von lebenden und verstorbenen menschlichen Körpern aufzeigen, die sich auf den Umgang mit Organübertragungen auswirken. Anhand der Unterscheidung von Körper und Leib soll deutlich werden, wo der Eingriff der Transplantation in überlieferte Vorstellungen von Körper, Selbst und Tod zu Konflikten auf gesellschaftlicher wie individueller Ebene führen kann und wie sich dies im Empfinden direkt Betroffener niederschlägt. Beginnend mit Einblicken in die Situation auf der Intensivstation (Kap. 4), richtet sich dann der Blick auf das Transplantationsgeschehen: Wer sind die potenziellen Organspender und was sind die Umstände ihres Todes? Wie kommt es zum Tod bei lebendigem Leib und was bedeutet das für die Angehörigen? Diese müssen sich in einer Ausnahmesituation für oder gegen eine Organentnahme entscheiden – eigentlich eine unmögliche Entscheidung, die besondere Schwierigkeiten in sich birgt (Kap. 5). Warum aber hat der verstorbene Körper eine so wichtige Bedeutung für die Hinterbliebenen? Dieser Frage, die bei der Entscheidung für oder gegen eine Organspende mitbedacht werden sollte, widmet sich das sechste Kapitel.

Um in Deutschland als Organspender überhaupt in Frage zu kommen, muss ein Patient zuvor für »hirntot« erklärt werden. Was genau das bedeutet und welches Menschenbild dieser medizinischen Todeskonzeption zugrunde liegt, soll in den Kapiteln sieben und acht diskutiert werden. Jede Todesdefinition ist eine Aussage darüber, wer zur Gemeinschaft der Lebenden gehört und wer davon ausgeschlossen ist, und hat somit auch ethische Konsequenzen, die es in diesen Kapiteln zu beleuchten gilt. Im neunten Kapitel kehre ich zurück auf die Intensivstation, der Betreuung potenzieller Organspender durch die Pfleger und ihre Vorbereitung zur Explantation, bevor ich mich im zehnten und elften Kapitel der empfangenden Seite der Transplantationsmedizin zuwende und zeige, wie es den Patienten vor, während und nach einer Transplantation geht. Wie erläutert werden durch die Operation die Schicksale von sich fremden Menschen miteinander verknüpft, und um diese Verbindung, die aus Sicht der Gabentheorie betrachtet werden soll, geht es im zwölften Kapitel. Den Abschluss bildet ein kritischer Kommentar zur aktuellen Situation und gesellschaftlichen Debatte (Kap. 13).

2. Leibesvisitation I – Körper haben, Leib sein

»Wissen Sie, mit dem neuen Herzen, das müssen Sie sich so vorstellen, das ist, als wenn man in einen Dreizylindermotor fünf Zylinder einbauen würde«, erklärte mir ein herztransplantierter Ingenieur, während er für unser Interview in seiner Küche Kaffee kocht. Das müsse sich erst aufeinander einspielen, der Körper sich an die neue Leistung des Herzens (Blutdruck, Pulsfrequenz, Größe) gewöhnen. Ah, denke ich, da haben wir schon das klassische »Maschinenmodell« vom Körper: die Organe als Ersatzteile. Aber es leuchtet mir ein. Auch vor dem Hintergrund der Erfahrungen direkt nach der Transplantation, als er trotz der Operationsstrapazen eine seit Langem nicht mehr gekannte Leistungsfähigkeit spürte. Vor der Transplantation war er bettlägerig und hatte zu nichts mehr Kraft. Schon wenige Stunden nach der Operation konnte er auf der Intensivstation die ersten Schritte in sein neues Leben tun: »Bei mir ging das problemlos. Das neue Herz ist auch von selbst angelaufen, das mussten die gar nicht elektrisch schocken. Das haben die reingesetzt, angedreht, und dann ging das los. Und vier Stunden später hab ich auf eigenen Füßen gestanden«. Ein anderer, 52-jähriger Herzempfänger schilderte, »nach der Transplantation am andern Tag schon auf dem Fahrrad« gesessen zu haben, »mit den ganzen Schläuchen, das sah [aus], ja, wie so ein Weltraumfahrer«. Dieser Vorher-nachher-Vergleich gerade bei Herzübertragungen kann überwältigend sein. Das sei wirklich wie ein neues Leben, wurde mir versichert.

Nierenempfänger erzählten mir Ähnliches. Da gibt es zunächst banges Warten darauf, dass die transplantierte

Niere »anspringt« (Maschinenmodell!), d. h. ihre Funktion aufnimmt. Das kann sofort nach der Operation geschehen, aber auch einige Tage dauern. In manchen Fällen passiert es gar nicht – dann war die Transplantation umsonst, und der Patient muss zurück an die Dialyse und auf ein neues »Organangebot« warten. Wenn sie denn aber ihre Funktion aufnimmt, verändert das schlagartig das Leben der Patienten: »Sie glauben gar nicht, wie groß die Freude ist, nach langen Jahren endlich wieder einmal pinkeln zu können!«, erzählt mir ein Nierenempfänger (denn vor seiner Nierentransplantation hatte er jahrelang mehrmals in der Woche zwei bis drei Stunden an der Dialyse verbracht); oder nach Herzenslust trinken zu können und dieses ständige Durstgefühl nicht länger zu spüren (für Dialysepatienten ist die erlaubte Flüssigkeitszufuhr pro Tag stark begrenzt). Auch die Libido kehrt durch die wieder aufgenommene Hormonproduktion der Niere zurück. Ein neuer Frühling! Neues Leben! Das Glück scheint überwältigend – es funktioniert!

Bildlich dargestellt finden wir dieses Maschinen- oder auch dualistische Körpermodell – hier der Körper, da die Psyche/Seele – auch in den sogenannten Aufklärungsschriften der DSO, wie ein Beispiel aus der Broschüre *Schülerinformationen zur Organspende* der DSO zeigt. Das Bild geht ursprünglich auf eine Kampagne für Organspende der Zeitschrift MAX und dem Verein Junge Helden aus dem Jahr 2004 zurück, für die sich junge Schauspielerinnen und Schauspieler nackt fotografieren ließen und transplantierbare Organe wie Herz, Leber, Lunge oder Niere über Photomontage auf ihre Körper projiziert wurden. Unter anderen präsentiert sich der Schauspieler Jürgen Vogel durch seine Nacktheit im unschuldigen Zustand rein körperlichen Menschseins – in halbgekauerter Pose, das Kinn sinnierend auf seine Hand gestützt. Die Abbildung eines organischen Herzens vor seinem Körper – ein Anblick der ansonsten nur Chirurgen gegönnt ist – lässt zudem vermuten, dass er über sein Herz nachdenkt, es als ein von ihm selbst getrenntes Objekt betrachtet. Alternativ hätte man auch eine Fotomontage in Anlehnung an die Herz-Jesu-Ikonographie verwenden können – welch andere Botschaft würde dies vermitteln! Er schafft es also, sich durch sein Denken von seinem Körper zu distanzieren (von der Stilisierung des jungen, erotischen Körpers als ›gesellschaftliches Kapital‹ hier einmal abgesehen). Das entspricht dem schulmedizinischen Körpermodell mit seiner strikten kartesischen Trennung zwischen Körper und Psyche/Seele.

Die Bildunterschrift, »Ich habe mein Herz verschenkt«, zeigt jedoch, dass hier auf eine andere Vorstellung vom Körper eines Menschen zurückgegriffen wird: der Körper durchdrungen von kultureller Metaphorik, das Herz als Sitz der Gefühle und als Ikone der Liebe. Mein Herz verschenke ich, wenn ich verliebt bin. Diese Metaphorik wurde auch in einer Kampagne der Bundeszentrale für gesundheitliche Aufklärung (BzgA) zu Beginn des neuen Jahrhunderts deutlich.

Sie zeigte auf öffentlichen Plakatwänden ein junges verliebtes Paar in inniger Umarmung auf einem Bahnsteig, mit den Worten »Viele Menschen haben im Jahr 2000 ihr Herz verschenkt. 418 davon waren Organspender«. Das Plakat appelliert so an die emotionale Seite der Menschen, um sie zur Organspende zu motivieren, und zwar indem es die metaphorische Bedeutung des Herzens als Sitz der Gefühle anspricht. Gleichzeitig plädiert es aber auch für einen rationalen Umgang mit dem Körper, nämlich diesen als reine

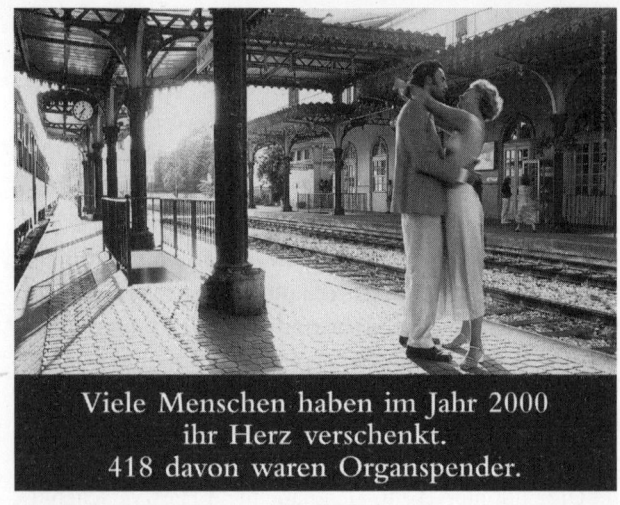

Abb. 2: Werbung für Organspende (BzgA 2001)

Biomaterie zu betrachten, die nach dem Tod nutzlos für die Verstorbenen ist und deshalb medizinischen Zwecken zur Verfügung gestellt werden kann. Dass bei dieser ›Aufklärungskampagne‹ nicht erwähnt wird, um was für eine Form des Todes, besser des Sterbens, es sich handeln muss, damit die Organe zu Transplantationszwecken noch brauchbar sind, ist ein Aspekt, auf den ich noch zurückkommen werde.

Organtransplantationen sind nur vor dem Hintergrund des strikten kartesischen Dualismus vorstellbar: Die entnommenen Organe werden – losgelöst von Körper und Person des Spenders – als medizinische Ersatzteile wie künstliche Herzklappen oder Hüftgelenke auch in einen anderen Körper übertragen. So soll es sein, und so wird es propagiert. Doch bereits in den Werbekampagnen lässt sich feststellen, dass dieses Konzept nicht durchgängig eingehalten wird. Neben dem Körper als biomedizinisches Objekt geht es hier auch um den empfindsamen Körper. Im Deutschen gibt es dafür den Begriff *Leib*, der verwendet wird, wenn man auch die Ebene der Gefühle und Empfindungen, die Ebene des allumfassenden Seins des Menschen ansprechen möchte. Der Begriff *Körper* bezeichnet ein Objekt, das gemessen, geformt, gestaltet und veräußert, d. h. weggegeben werden kann. Mit dieser Form des Körpers hat es die Chirurgie vornehmlich zu tun, wenn sie an einem anästhetisierten und damit willfährigen Körper massive Eingriffe vornehmen kann. Aber auch in der Gesellschaft zeichnet sich eine Tendenz ab, den eigenen Körper zunehmend als zu gestaltendes Objekt zu begreifen. Das zeigt sich in der Ästhetik dieser Werbekampagne, an der neben Jürgen Vogel auch einige junge Schauspielerinnen teilnahmen – ebenfalls nackt und jeweils ein fotografiertes Organ wie Lunge oder Leber vor ihren Körper haltend. Das zeigt sich aber auch zum Beispiel in der Zunahme von schönheitschirurgischen Eingriffen und Wunschkaiserschnitten, durch die der ›natürliche‹ Körper manipuliert und kontrolliert wird.

Mit dem Leib hingegen ist der Körper als subjektives Empfindungsorgan gemeint, über den wir diese Welt wahrnehmen und erspüren. »Der Leib beinhaltet Personsein, Leben haben und Körperlichkeit. […] Leib sind wir, während wir den Körper nur haben«, schreibt der Arzt Linus Geisler (1996: 386). Im Leib spiegeln sich Gefühle und Empfindungen wider – solche von äußerer wie auch von innerer Ursache. Denn wir frieren nicht nur, wenn es draußen kalt wird, sondern auch, wenn wir innerlich zu frösteln anfangen, sei es durch abgewiesene Liebe, emotionale Verletzungen oder traumatische Erlebnisse. Ebenso das Herz: Meines läuft ›auf Hochtouren‹, wenn ich die zweite Runde meines Joggingpensums beginne; es schlägt mir aber auch bis zum Hals, wenn ich einen Vortrag vor einem größeren, mir unbekannten Publikum halten soll oder dem Mann meines Herzens begegne. Das Spüren des Herzschlages ist (an)dauernde leibliche Erfahrung, mal mehr, mal weniger bewusst. Doch sobald sich die Aufmerksamkeit darauf richtet – zum Beispiel jetzt, während ich den Text schreibe oder Sie den Text lesen –, dann ›erzählt‹ es uns auch etwas. Wir nehmen wahr, ob es ruhig, unruhig oder schneller schlägt als sonst. Fühlt es sich eng oder weit, leicht oder beschwert an?

»Die Wirkungen des Leibes nach innen und außen werden auch von seiner Symbolhaftigkeit bestimmt«, so Linus Geisler (ebd.). Deshalb schlägt sich die kulturelle Metaphorik des Körpers eben auch auf der Empfindungsebene nieder. Gesellschaftlich-kulturelle Vorstellungen sind uns sozusagen in Fleisch und Blut übergegangen und prägen das, was uns als genuin leiblich aus dem Inneren entgegenkommt. Körper und Leib stehen in einem Spannungsverhältnis und sind doch miteinander verschränkt. Sie bilden die Basis der menschlichen Existenz und ihrer Selbstwahrnehmung: »Das […] Selbst ist Leib und erlebt zugleich, daß es den Leib als seinen Körper hat«, fasst die Soziologin Gesa Lindemann (1994: 9) dieses Phänomen zusammen. Wie der Körper auf der Leibebene empfunden wird, hängt auch von kulturellen Wertigkeiten und Metaphern ab, mit denen der menschliche Körper belegt ist. So sind die Deutschen bekannt für ihre Sorge um Herz-Kreislauf-Erkrankungen (die dementsprechend auch häufiger diagnostiziert werden als in anderen Ländern), die Franzosen hingegen haben es mit der Leber und kennen etwa die *crise de foie*, die Leberkrise, wie die Medizinsoziologin Lynn Payer (1993) darlegt. Das Klagen über eine Leberkrise würde bei einem deutschen Hausarzt sehr erstaunte Blicke hervorrufen, gilt die Leber doch auch als ein ›stilles Organ‹. All dies fällt unter den Begriff der Leiblichkeit.

Das Selbstverständnis eines Menschen ist demnach eng mit dem Körper wie auch mit dem Leib verbunden. Über willentliche Veränderungen des Körpers, etwa in der Schönheitschirurgie oder beim Bodybuilding, soll eine Aufwertung der eigenen Persönlichkeit geschehen. Über den Leib dagegen erfährt ein Mensch sein *Selbst*, seine Individualität als integriertes Ganzes. Für das Individuum ist es der Ort, an dem es lebt, sein »Zuhause«, wie der Soziologe Anthony Giddens (1991) es ausdrückt. Das *Selbst* bezeichnet den Aspekt des eigenen Bewusstseins, der Selbst-Wahrnehmung als individuell verkörpertes Ich, gerade auch in Abgrenzung zu anderen Individuen und der Umwelt. Sowohl Selbst als auch Person – ein Begriff, der auf von außen zugeschriebene soziale Rollen abzielt – sind in euro-amerikanischen Gesellschaften eng mit dem Körper verknüpft. Einem (lebenden) Körper werden dabei jeweils *ein* Selbst und *eine* Person zugeordnet. Wie die Medizinethnologinnen Nancy Scheper-Hughes und Margaret Lock (1987: 16 f.) darlegen, gelten Abweichungen davon als krankhaft. Wie zum Beispiel die Multiple Persönlichkeitsstörung, in der sich mehrere Selbst einen Körper teilen, oder die Schizophrenie, bei der Betroffene ihr Selbst nicht von einem anderen Selbst oder unbelebten Dingen klar unterscheiden können. Diese Menschen erfahren ihren Körper dann nicht als die begrenzte Basis ihres individuellen Selbst.

Aufgrund dieser Verankerung des Selbst im Körper kann sich eine physische Erkrankung für die eigene Identität bedrohlich anfühlen. Erkrankte Körperteile, die aufgrund von Schmerzen oder physiologischen Veränderungen plötzlich wahrgenommen werden, nähmen, so der Philosoph Hermann Schmitz, »eine drohende, fremdartige Selbständigkeit in Anspruch und machen dadurch erst den Kranken darauf aufmerksam, daß er sonst dort, wo ihm nun der Platz strittig gemacht wird, sich selbst ausdehnen kann« (1965: 43). Bereits das Erspüren der körperlichen Veränderungen kann also zu einer Entfremdung vom Körper und zu einer Bedrohung des Selbst führen.

Es fällt nicht schwer nachzuvollziehen, dass sich diese Problematik durch eine Organtransplantation noch zuspitzt. Denn nun fordert nicht nur ein erkranktes Organ den Platz des Selbst ein, sondern ein neues Organ, das zudem von einem fremden und nun verstorbenen Menschen stammt. Sehr eindrücklich schildert der Psychotherapeut Hans-Rudolf Müller-Nienstedt seine Erfahrung kurz nach der Transplantation einer Leber: »Tief in mir drin begraben das fremde Organ, die fremde Leber. Mit ihr aber ist alles in mir fremd, ist nichts mehr so, wie es einmal war. Nur noch eine unbestimmte, nebelhafte Erinnerung besteht in mir, dass es mich einmal gab« (1996: 107 f.).

Der Philosoph Jean-Luc Nancy spricht von einer doppelten Fremdheitserfahrung durch die Transplantation. Für ihn begann die Entfremdung nicht erst mit der Implantation eines neuen Organs, sondern – wie auch Schmitz es darlegt – bereits mit der Erkrankung seines eigenen Herzens, welches er deshalb als *Eindringling* empfand (so auch der Titel seiner sehr empfehlenswerten kurzen Abhandlung): »Ein Herz, das nur zur Hälfte schlägt, ist nur zur Hälfte ein Herz. Ich war nicht mehr in mir selber. Ich komme bereits von außerhalb, von einem anderen Ort, oder ich komme überhaupt nicht. Das Fremdartige offenbart sich ›im Herzen‹ des Vertrautesten – doch von Vertrautheit zu reden reicht nicht aus: Fremdartiges offenbart sich im Herzen dessen, was sich nie als ›Herz‹ zu erkennen gegeben hat« (Nancy 2000: 17).

Die chirurgischen Eingriffe bei einer Organübertragung führen zu Veränderungen des Körpers, die sich im leiblichen Empfinden niederschlagen. Nierentransplantate werden nicht an die Stelle der originären Nieren gepflanzt, sondern unter die Bauchoberdecke implantiert und lassen sich so ertasten – eine Erfahrung, vor der zum Beispiel eine Nierenempfängerin zurückschreckte, da sie das Fremde nicht erspüren wollte, auch nicht etwaige Veränderungen, die ihr Angst machen könnten. Bei einem transplantierten Herzen fehlt die nervliche Verbindung zum restlichen Körper, weshalb es zum Beispiel bei Erschrecken, Wut oder Aufregung nicht mehr automatisch schneller schlägt. Die Gefühle müssen erst auf anderem Wege, zum Beispiel über Hormone, vermittelt werden. »Aus einer Schrecksekunde werden zwei«, schildert mir ein Herzempfänger. Und ein anderer beschreibt, wie er sich auf der Autobahn nicht mehr so aufrege wie früher, sondern sein Herz ganz ruhig weiterschlage, egal, was für ein Überholmanöver gerade ansteht.

Organempfänger müssen sich mit diesen neuen Empfindungen vertraut machen und das implantierte Organ in ihr Selbst- und Körperbild integrieren, es sich zu eigen machen. Sie müssen zuvor auch den Verlust ihres kranken Organs betrauern, das ihnen über lange Zeit ihrer Erkrankung große Aufmerksamkeit abverlangte. »Ich wollte mein

Herz nicht hergeben. Es hat geliebt, gelebt, gelitten – davon sollte ich mich verabschieden?«, beschreibt Herr J. dem Magazin der Süddeutschen Zeitung seine Gefühle in der Zeit vor seiner Transplantation (2008: 32).

Häufig bestehen dem neuen Organ gegenüber ambivalente Gefühle. Der bereits zitierte herztransplantierte Ingenieur schilderte mir sein Unbehagen, sich von seinem implantierten Herzen eine Ultraschallaufnahme anzusehen: »Denn das alte Bild kannte ich. Das neue wollte ich zunächst überhaupt nicht sehen, weil ich davor Angst hatte. Ich spürte da so, irgendwie so eine Angst, ich weiß nicht. Interessierte mich auch nicht.« Er vermied also die Auseinandersetzung mit seinem transplantierten Herzen auf visuell-körperlicher Ebene, um nicht auf leiblicher Ebene eine veränderte Wahrnehmung – dem betrachteten Bild entsprechend – spüren zu müssen. Dennoch, jeder Herzschlag und jeder Atemzug stellen eine physisch spürbare Erinnerung an das transplantierte Organ und seine existenzielle Bedeutung dar. Umso mehr, da das Herz als ›Sitz der Gefühle‹ und die mit dem Lebensodem in Verbindung gebrachte Lunge sehr viel stärker mit der individuellen Existenz und Identität des Menschen verknüpft sind als beispielsweise die Leber oder die Bauchspeicheldrüse.

Diese veränderten Empfindungen sind immer auch Erinnerung daran, dass dieses Organ einem fremden und nun verstorbenen Menschen gehörte. Haften diesem Organ wirklich keine Persönlichkeitsaspekte des Spenders mehr an? Liegen die empfundenen Veränderungen nach der Transplantation tatsächlich nur an dem chirurgischen Eingriff oder den Nebenwirkungen der Medikamente? Die Bedrohlichkeit dieser Fragen führte wohl zu den eingangs erwähnten schroffen Äußerungen seitens Transplantierter.

Andererseits gibt es Organempfänger, die Veränderungen an sich auf das transplantierte Organ und ihm anhaftende Persönlichkeitsaspekte des Spenders zurückführen. Solche Erfahrungsberichte stoßen nach wie vor auf massive Ablehnung. Doch mehr dazu später.

Weder in der Werbung für Organspende noch in der Erfahrung von Organempfängern lässt sich die biomedizinisch objektivierte Sichtweise auf den Körper durchhalten. Zwar basiert die Transplantationsmedizin auf der strikten Trennung von Körper und Psyche/Seele und ist nur aufgrund dieses kartesischen Dualismus vorstellbar – nur so lassen sich Organe aus dem Körper eines Menschen in den eines anderen Menschen übertragen, ohne dass davon die Identität eines Menschen berührt wird –, die Unterscheidung von Körper und Leib verdeutlicht jedoch, wo die Transplantationsmedizin mit kulturellen Vorstellungen von Körper, Selbst und Identität in Konflikt gerät. Da nicht sein kann, was nicht sein darf, führte dies zunächst dazu, Befürchtungen über etwaige Identitätsveränderungen nach einer Transplantation als irrational, unaufgeklärt oder pathologisch abzuwerten. Erst in jüngerer Zeit wird vonseiten der Psychologie darin eine Herausforderung zur Aneignung und Integration des Organs gesehen und diese als Anpassungsleistung der Organempfänger entsprechend gewürdigt. Wie sieht es aber nun mit dem Spannungsfeld zwischen Körper und Leib hinsichtlich verstorbener Körper aus?

3. Leibesvisitation II – Corpus oder Leichnam?

Was geschieht mit dem Leib, den wir als den von einer Person durchdrungenen Körper kennengelernt haben, wenn dieser Mensch verstirbt? Zurück bleibt unbelebte physische Materie, die jedoch noch deutliche Zeichen der verstorbenen Person aufweist: Sie ist es und ist es doch nicht mehr. Dass es sich nicht einfach um leblose Biomaterie handelt, die eine Gesellschaft ›nur‹ vor das Problem der Entsorgung stellt, zeigt sich in allen Kulturen der Menschheit. Der Umgang mit verstorbenen Körpern unterliegt immer besonderen Regeln und Geboten. Wie er behandelt wird, sagt etwas aus über den sozialen Status und den Platz eines Menschen in der Gesellschaft. Darf er auf dem Gemeindefriedhof in den Reihen der Ahnen eines Dorfes begraben werden oder steht ihm etwa gar kein Begräbnisritual zu, weil er (noch) nicht als zugehörig zur Gesellschaft zählt, wie dies bei Früh- und Totgeburten der Fall war? Die Rituale des Abschieds vom Herrichten des frisch verstorbenen Menschen über die Totenwache bis hin zur Verabschiedung und zum Begräbnis dienen einerseits der Würdigung der verstorbenen Person, andererseits sind sie Hilfe für die Hinterbliebenen, den Tod dieses Menschen und die daraus folgenden Veränderungen zu bewältigen.

Im Leichnam findet die Lebensgeschichte eines verstorbenen Menschen noch ihre Fortsetzung. Die Persönlichkeitsrechte eines Menschen sind in unserer Gesellschaft auch nach dem Tod geschützt. Was mit dem Leichnam geschehen soll, wird bestimmt durch den zu Lebzeiten geäußerten Willen der Verstorbenen oder aber durch diejenigen, in deren Gewahrsam sich die Leiche befindet. Den

Hinterbliebenen wird ein Totensorgerecht zugesprochen, da der Leichnam für sie ein Objekt der Trauer ist. Das Persönlichkeitsrecht regelt also auch den Umgang mit der Leiche, die juristisch als »Rückstand der Persönlichkeit eines Menschen« bezeichnet wird und mit der deshalb pietätvoll umgegangen werden soll (Taupitz 1994). Um den pietätvollen Umgang mit der Leiche sorgt sich auch § 168 StGB zur Störung der Totenruhe, der das unbefugte Entfernen des Körpers oder Teile eines verstorbenen Menschen, auch seiner Asche, aus dem Gewahrsam der berechtigten Fürsorger untersagt.

Diesen kulturellen Todesritualen stehen jedoch andere Interessen an der Verwertung von Leichen entgegen, die nicht erst in jüngerer Zeit für Konflikte sorgen. Mit der Aufklärung und dem Beginn der modernen Medizin im 16. Jahrhundert entdeckten die Anatomen den Wert von Leichen, um an ihnen zu lernen. Eindrucksvoll belegen dies die detailgetreuen anatomischen Darstellungen von Vesalius in seinem Werk *De humani corporis fabrica*.

Seit dieser Zeit sind Leichen in der Medizin begehrte Objekte und somit Mangelware (vgl. Bergmann 2004). Den Mangel an ›menschlichem Biomaterial‹ (sei es tot oder lebendig) beklagt also nicht erst die Transplantationsmedizin.

In der westlichen Geschichte kam die Sektion von Leichen lange Zeit einem Tabubruch gleich, der auf großen Widerstand von kirchlicher Seite stieß. Deshalb konnten zur Sektion und zur Herstellung anatomischer Präparate zunächst nur Leichen von Menschen verwendet werden, die am Rande der Gesellschaft gelebt hatten (etwa Verbrecher oder Selbstmörder) und denen kein Recht an ihrem

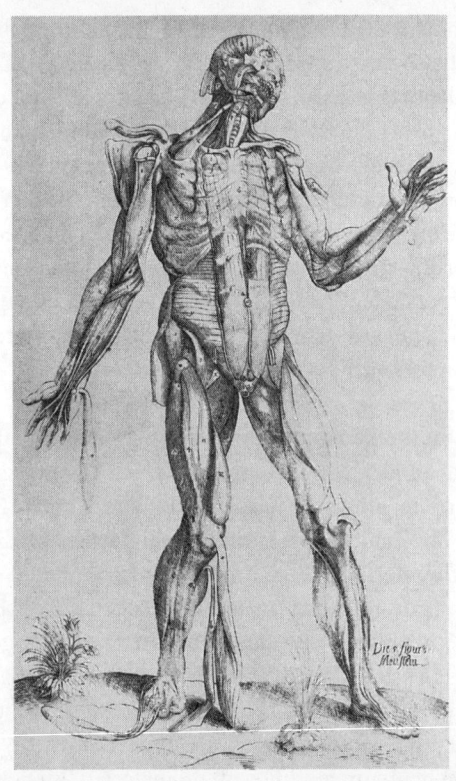

Abb. 3: Andreas Vesalius, Muskelmann (1551)

Körper zuerkannt wurde. Die Leichen angesehener Bürger kamen nicht in Frage, zumal mit ansteigendem Bedarf der Medizin an Leichen auch der Widerstand der Bevölkerung gegen Sektionen zunahm. Eine solche Behandlung von Leichen wurde als Entwürdigung des verstorbenen Menschen betrachtet. Später griff man auch auf Leichen von Armen zurück, um die man sich in den seit etwa 1800 entstehenden Krankenhäusern und anderen Fürsorgeeinrichtungen kümmerte. Der Leichenmangel in der Anatomie setzte sich bis in die 1970er Jahre fort und konnte erst durch massive Öffentlichkeitsarbeit behoben werden (Prüll 2000). Doch auch heute noch macht der Tod nicht alle gleich, ist Leiche nicht gleich Leiche. Oder glauben Sie ernstlich, dass der ehrwürdige *corpus* von Papst Benedikt XVI., der jüngst öffentlich bekannte, einen Organspendeausweis zu besitzen, tatsächlich explantiert werden würde?

Die Verwendung von Körpern verstorbener Menschen in der Medizin hat einen entscheidenden Wandel in der Vorstellung vom menschlichen Körper mit sich gebracht. Dieser ist nicht von der objektivierten (versachlichenden) Betrachtung des Körpers mit dem biomedizinischen Blick zu trennen. Erst die Betrachtung der Leiche als von leiblichen Aspekten gelöster, toter Körper kann diese zu einer medizinischen Ressource werden lassen. Der Blick in den geöffneten *corpus* kam damals einer Entweihung gleich. Ein aufgeklärter rationaler Umgang mit Leichen als reine Objekte ist aber immer noch keine Selbstverständlichkeit. Bis heute ist das Verletzen von Leichen ein Tabu und somit eine Initiationserfahrung im Medizinstudium. Mit den Präparationskursen, in denen echte Leichen seziert werden, steht der Blick in den toten Körper am Beginn der medizinischen Ausbildung und kommt noch vor dem Kontakt mit lebenden Patienten. Hier üben die Studierenden den ›klinischen Blick‹ und die Verwandlung von Leichen in Objekte, was nicht ohne psychische Belastung vonstatten geht (Åkesson 1996).

Leichen sind nach wie vor äußerst begehrt, wenn nicht gar mehr denn je. Sie werden dringend gebraucht: zur Sektion, zur Anfertigung anatomischer Präparate und neuerdings auch zur Herstellung medizinischer Produkte und Transplantate (*tissue ingeniering*), auch für die Schönheitschirurgie. Ob Haut, Knochenteile, Knorpelmasse, Knochenmark, Ei- oder Samenzellen, Herzklappen oder Hornhäute; die Liste nimmt heute kein Ende mehr: nichts, was nicht verwertet werden könnte. Die menschliche Leiche ist zum Rohstoff geworden – und zu einem lukrativen Geschäft noch dazu, wie die Journalistin Martina Keller in ihrem Buch *Ausgeschlachtet. Die menschliche Leiche als Rohstoff* (2008) eindrucksvoll belegt. §168 StGB zur Störung der Totenruhe wirkt da wie ein Relikt aus fernen Zeiten, wenn man sich dies alles vor Augen führt.

Trotz dieser Entwicklung ist die Scheu der Menschen geblieben, in eine solche Verwendung verstorbener Körper zuzustimmen – sowohl für sich selbst als auch für ihre nahen Verwandten. Ängste vor Verstümmelung des verstorbenen Leibes, vor Leichenfledderei und dunklen Geschäften mögen hier ebenso mit hineinspielen wie auch religiöse Vorstellungen – im christlichen Kontext der Glaube, dass zur Auferstehung am jüngsten Tag doch ein unversehrter Leichnam notwendig sei, oder die Überzeugung, dass der Verstorbene in Ruhe gelassen werden muss, damit seine Seele den Übergang in die jenseitige Welt vollziehen kann. Muss die Entscheidung für andere getroffen werden, kommen Zweifel am Willen der Verstorbenen hinzu und die Angst, ihr Ansehen damit zu beschädigen.

Die Zustimmung für Gewebespenden ist ebenso problematisch und liegt nur bei etwa 14 Prozent (Keller 2008: 149). Angehörige haben Angst, dass der Eingriff entwürdigend sein könnte und die körperliche Integrität des Verstorbenen verletzen würde. Es können Assoziationen von

Leichenfledderei entstehen; auch macht sich Unbehagen darüber breit bei dem Gedanken, dass die einzelnen Körperteile und -substanzen über ein unübersehbares Gebiet verstreut werden. Gerade die Anonymität des Geschehens und der kommerzielle Beigeschmack schrecken viele Menschen ab. Unter dem Körper-Leib-Aspekt betrachtet, sind die Hinterbliebenen vor die Aufgabe gestellt, den verstorbenen Leib des Menschen, den sie geliebt haben, in einen *corpus*, einen reinen Körper umzuwandeln: in ein Objekt, das mit der Person, die sie kannten, nichts mehr zu tun hat. Die Leiche ist aber immer mehr als nur ein Ding. Der Philosoph Thomas Macho (1987: 409) spricht von einer »unerklärlichen Verdoppelung«, da die Leiche einerseits ganz klar mit dem Verstorbenen identisch ist, andererseits aber auch eindeutig nicht.

Die Aufklärungsgespräche zur Gewebespende sind eine deutliche Belastung für die Angehörigen. Um potenzielle Gewebeempfänger vor Infektionen und Übertragungen von Krankheiten wie etwa Krebs, Hepatitis, der Creutzfeldt-Jakob-Krankheit oder HIV zu schützen, muss in einem 26-seitigen Fragenkatalog das Vorleben des Verstorbenen durchleuchtet werden (Keller 2008). Dazu werden längst nicht nur rein medizinische Informationen nach Vorerkrankungen abgefragt, sondern auch sehr intime Dinge angesprochen, etwa die sexuelle Orientierung oder Reisen in Länder, die für Sextourismus bekannt sind. Angehörige müssen sich also das Leben des Verstorbenen wieder vergegenwärtigen, die Objektivierung, die es ihnen eventuell erleichtert hätte, wird zunichte gemacht. Hinzu kommt, dass das Interesse an der Geschichte des Verstorbenen gar nicht der Person selbst gilt, sondern nur dem Schutz Dritter. Für Angehörige in der ersten Trauerphase

(Gewebe darf nur innerhalb von 36 Stunden nach dem Tod entnommen werden) ist das eine Zumutung, denn hier wird der Verstorbene nicht nur nicht gewürdigt, sondern sogar infrage gestellt (Keller 2008: 221 ff.).

Erschwerend kommt hinzu, dass diese Aufklärungs- und Einwilligungsgespräche telefonisch durchgeführt werden und so kaum die Möglichkeit besteht, die Trauernden aufzufangen und zu stützen, sollten der Schmerz oder ungelöste Konflikte sie überwältigen. Die Belastungen, denen Angehörige dadurch ausgesetzt sind, lassen sich nicht auf fehlende Aufklärung zurückführen, was ja gerne als Grund für die Ablehnung der Spende genannt wird. Diese liegt vielmehr in dem Problem, dass der Leichnam zum Objekt der Medizin wird und die verstorbene Person und die Gefühle der Angehörigen dadurch bestenfalls gekränkt, schlimmstenfalls aber massiv entwürdigt und verletzt werden.

Wenn Knochenteile und Gewebe zu Arzneimitteln verarbeitet werden, gehen die Überreste des Verstorbenen auf unglaublich viele Menschen über. Der Körper wird zur Ware und auf diese Weise über die ganze Welt verteilt. So äußerte mir gegenüber einmal der Lebensgefährte einer Organspenderin, dass gerade der verdinglichte Umgang mit dem Körper, der sich in der Anonymität und Kommerzialisierung von Organspende niederschlägt, mit ein Grund für seine ambivalente Einstellung zur Organtransplantation sei: »Die Hemmschwelle ist die Anonymität. Einer begrenzten Organspende würde ich zustimmen. Nieren, Leber, Herz, Augen, würde ich … bislang sagen ›Nein‹. Es sei denn, ich könnte das meinetwegen testamentarisch oder sonstwie festlegen, dass das [hier] verwendet wird und eben nicht einmal um die Welt geht. Vielleicht wäre das noch eine Möglichkeit, eine Brücke zu schlagen, die mir das erleichtern würde.«

Problematisch wird es für Hinterbliebene, die erst im Nachhinein feststellen, dass sie mit der Organübertragung der Verstorbenen nicht umgehen können. Die Mutter eines jungen Organspenders berichtete mir zum Beispiel von einem schmerzlichen Erlebnis an einem Info-Stand für Organspende. Eine Frau sagte zu ihr, hier stehe auch jemand, der ein neues Herz implantiert bekommen habe: »Ich stand dahinter und versuchte mir zu sagen, ›Ja, und was ist, wenn da jetzt sein Herz in ihm weiter schlägt?‹ Das ist so was Schweres. Was hat sein Herz, was hat das in jemand anderem zu tun? Das ist für mich ungeheuer schmerzhaft. Da kann ich auch nicht denken, das kann jetzt jemandem helfen. Das geht einfach über meine Möglichkeiten hinaus.« Bevor sie selbst davon betroffen gewesen sei, habe sie darüber auch anders gedacht; das konkrete Erleben jedoch käme ihr »so grotesk vor, dass das einfach austauschbar sein soll, was zu einem Menschen ganz individuell und ganz persönlich gehört«, dass sie sich damit nicht trösten könne, sondern nur großen Schmerz empfinde.

Problematisch ist also, dass die Medizin den verstorbenen oder sterbenden Körper als Objekt behandelt und Ansprüche an ihn stellt. Insbesondere in der Transplantationsmedizin, so der Arzt Linus Geisler (1996), erfahre die Sozialisierung des Körpers, seine generelle Verfügbarkeit für die Gesellschaft seine unmissverständliche Artikulation. Nur bedingt ist es Menschen möglich, die konzeptionelle Wandlung vom Leib hin zum *corpus* mitzutragen und den Körper zu fremdnützigen Zwecken freizugeben. Gelingt ihnen dieser Wandel in ihrer Vorstellung nicht, stellt sich das Geschehen eher als postmortale Leibeigenschaft dar und kann zum Fluch für die Hinterbliebenen werden.

Bei der eigenen Entscheidung für oder gegen eine Organ- oder Gewebespende sollte also auch daran gedacht werden, was dies für die nächsten Angehörigen bedeutet. Der Leichnam ist nicht auf einen *corpus* als Rohstofflieferant zu reduzieren, er hat einen Wert an sich – für die Lebensgeschichte der verstorbenen Person wie für die Hinterbliebenen. Dieser Wert liegt in seiner Leiblichkeit begründet und in der Rolle, die ihm in Ritualen des Abschieds zukommt. Der tote Körper befindet sich in einem Spannungsfeld zwischen *corpus* (Körper) und *Leichnam* (Leib), also zwischen einerseits *biomedizinischem Objekt* und andererseits *individuelle Bedeutung tragendem Subjekt*, dem Leib, der auch nach dem Tod weiter mit Aspekten des Verstorbenen durchdrungen ist. Diese Problematik verschärft sich noch bei der sogenannten postmortalen Organspende. Hier sind es nun nicht mehr nur tote Körper, sondern gar ›lebende Leichname‹, mit denen sich Hinterbliebene konfrontiert sehen. Um diese Erfahrungen auf der Intensivstation soll es im nächsten Kapitel gehen.

4. Auf der Intensivstation I – Tod bei lebendigem Leib?

Der Weg aller potenziellen Organspender führt über eine Intensivstation. Damit ihre Organe zu Transplantationszwecken verwendet werden können, müssen sie dort sterben. Für die Angehörigen ist dies eine besonders schwere Zeit – die Nachricht vom Tod eines geliebten Menschen und gleichzeitig die Konfrontation mit dem Hirntod, der aufgrund seiner besonderen Merkmale nicht als Tod wahrgenommen werden kann. Von ihren Erfahrungen auf der Intensivstation handelt dieses Kapitel. Doch zuvor soll die Frage beantwortet werden, unter welchen Umständen Menschen zu Organspendern werden (können).

Wer sind die potenziellen Organspender?

Wer stirbt unter diesen besonderen Bedingungen auf einer Intensivstation, dass er für eine Transplantation in Frage käme, und was sind die Ursachen für seinen Tod? Tatsächlich trifft das Bild vom ›klassischen Organspender‹, dem jungen verunglückten Motorradfahrer, für den größten Teil der Fälle nicht zu: In den letzten Jahren ist das Durchschnittsalter der Spender kontinuierlich gestiegen, der Anteil der Organspender über 65 Jahre ist nach Angaben der DSO von unter zehn Prozent im Jahre 1993 auf 20 Prozent im Jahre 2002 gestiegen, und da man heute auch mit Organen älterer Menschen gute medizinische Resultate erzielt, lag er 2008 bereits bei 27 Prozent. (Alle Zahlen in diesem Abschnitt sind, soweit nicht anders vermerkt, den entsprechenden Jahresberichten der DSO entnommen.) Zudem gibt es mittlerweile ein *Old-for-Old*-Programm, bei dem Patienten, die älter sind als 65 Jahre, auch Organe von über 65-jährigen Spendern eingepflanzt werden, womit die Wartezeit deutlich verringert werden konnte.

Grundsätzlich unterscheidet man zwischen *traumatischen* und *atraumatischen* Ursachen, die bei einem Patienten zum irreversiblen Hirnversagen führen. *Traumatische* Ursachen sind auf äußere Einwirkungen zurückzuführen, also Schädel-Hirn-Traumen nach einem Unfall oder durch Gewalteinwirkung (auch Selbsttötung). Zu den *atraumatischen* Ursachen gehören Hirnblutungen, Hirninfarkte, Hirntumore oder -entzündungen. Ihr Anteil steigt und war im Jahr 2008 bei 81,3 Prozent aller Organspender die Todesursache. Nur noch 18,7 Prozent gehen auf äußere Einwirkungen (Trauma) zurück (gegenüber 23 Prozent im Jahre 2007). Zwar machen die neuen Statistiken der DSO keine Angaben mehr zum Geschlecht der Organspender, doch noch 1998 waren 60 Prozent von ihnen männlich. Diese Zahl hängt mit der statistischen Verteilung von traumatischen Todesursachen bei Männern und Frauen in unserer Gesellschaft zusammen: Männer sterben fast doppelt so häufig an Verletzungen als Frauen (Robert-Koch-Institut 2006: 69), ebenso an Lungenkrebs und alkoholbedingter Leberzirrhose. Auch von Unfällen im Beruf, Straßenverkehr und in der Freizeit sind sie häufiger betroffen (Deutsches Ärzteblatt 2008). Im Jahr 2007 wurden 1963 Menschen als potenzielle Organspender von den sie behandelnden Intensivstationen gemeldet, bei 1.313 von ihnen wurden Organe entnommen, 2008 ging die Zahl auf 1198 Organspender zurück.

Und die Geschichten dahinter? Da ist das 17-jährige

Mädchen, das nach einem Diskobesuch am Wochenende zum falschen Fahrer ins Auto steigt und beim Unfall tödlich verletzt wird, ein 39-jähriger Asthmatiker, der einen schweren Anfall nicht überlebt, eine 45-jährige Frau, deren Hirnaneurysma platzt, ein Mann Mitte 20, dessen Hirntumor nicht operabel ist und in das irreversible Hirnversagen führt, ein kleines Mädchen, das vor ein Auto läuft, ein Junge, der mit dem Fahrrad verunglückt, eine Skifahrerin, die unglücklich stürzt, ein Mann, der sich das Leben nimmt und gefunden wird – aber nicht mehr rechtzeitig genug, um ihn zu retten, ein Mann Anfang 50 bekommt einen Schlaganfall, ein anderer springt im Sommer überhitzt in den Baggersee ...

Auf der Intensivstation

Während meiner Hospitation auf einer allgemeinchirurgischen Intensivstation, auf der auch transplantierte Patienten die erste Zeit nach ihrer Operation verbringen, wird ein fünfjähriges Mädchen auf Platz 4 geschoben: schwerste Schädelhirnverletzungen nach einem Fahrradunfall, sie ist in ein künstliches Koma versetzt worden. Wie ein kleiner blonder Engel liegt sie da und scheint zu schlafen, zwei Teddybären wachen an ihrem Bett. Verletzungen sind ihr äußerlich keine anzusehen, auch nicht ihr lebensbedrohlicher Zustand. »Was macht denn die Kleine hier?«, fragen sich die Schwestern und Pfleger. Es scheint, als ob alle versuchten, in ihrer Nähe nicht viel Lärm zu machen, eine Art Schutzraum zu schaffen. Sie wird im Laufe des Tages noch auf die pädiatrische Intensivstation überwiesen, doch noch ist dort kein Bett frei. Um sie herum das geschäftige Treiben und die typische Geräuschkulisse einer Intensivstation: das Zischen eines Beatmungsgerätes, das Piepen der Monitore, ein röchelndes schlürfendes Geräusch beim Absaugen von Lungensekret bei einem Patienten. Eine Patientin wird von der Aufwachstation hereingerollt, ein anderer von der Krankengymnastin mobilisiert, ein dritter wird gerade gewaschen und gebettet und stöhnt fürchterlich dabei, ein weiterer ist verwirrt und ruft immer wieder laut nach der Feuerwehr.

Es klingelt an der Eingangstür zur Intensivstation, ein junges Paar steht dort, unsicher und voller Angst – ihre Eltern. Zunächst müssen sie sich aus hygienischen Gründen in einer Nische die weiten blauen Besucherkittel anziehen, dann werden sie zu ihr geführt. Sie suchen eine Sitzgelegenheit an ihrem Bett, möchten ihr nahe sein, sie streicheln. Doch wo und wie? Um ihren Platz herum stehen der Monitor, ein Medikamentenperfusor, das Beatmungsgerät, ein Ständer mit Nährflüssigkeit. An einer ihrer Hände hängt eine Kanüle, an der anderen an einem Finger ein verkabelter Klipp, rot leuchtend wie der Finger von ET. Ihr schützend eine Hand auf den Bauch legen? Doch vielleicht hat sie Verletzungen, die sich unter der Bettdecke verbergen? Der Blick der Eltern geht zum Monitor neben ihrem Bett. Was bedeuten diese Prozentzahlen, diese merkwürdig gezackten Kurven? Ist das hier ihr Herzschlag? Jetzt wird der Ausschlag geringer, es beginnt zu piepen. Alarm? Kommt niemand, um nach unserem Mädchen zu sehen? Doch die Kurve normalisiert sich wieder, das Piepen hört auf. Stumm sitzen sie da, tauschen sorgenvolle, traurige Blicke. Sie möchten mit ihr reden, doch können ihre Stimmen sie überhaupt erreichen? Sie ist doch bewusstlos. Und all die Fremden auf der Station könnten ja zuhören. All die

Menschen in blauen, grünen und weißen Kitteln, geschäftig bei der Arbeit. Doch wer sind sie? Es gibt nur Namensschilder, keine Funktionsbezeichnungen. Ist die junge Frau im weißen Kittel eine Ärztin oder die Assistentin aus dem Labor? Wer ist Pfleger, wer Chirurg? Für einen Außenstehenden ist das zunächst nicht zu erkennen. Das Paar wirkt erschöpft. Ob sie nicht in der Cafeteria etwas zu sich nehmen möchten? Doch die ist ein ganzes Stück von der Intensivstation entfernt. Sie schütteln den Kopf, wollen nicht weg. Denn was, wenn der zuständige Arzt gerade in dieser Zeit kommt? Einen Aufenthaltsraum in der Nähe gibt es leider nicht. Wenn die Kleine es nicht schafft, denke ich, könnte sie eine potenzielle Organspenderin werden.

So muss es wohl auch für Frau N. ausgesehen haben, als sie die Nachricht bekam, dass ihr Kind nicht mehr gerettet werden konnte. »Wissen Sie, der war ja noch warm und so rosig! Wie sollten wir denn begreifen, dass er tot ist?«, schildert sie mir die Situation, als ihr siebenjähriger Sohn nach einem Autounfall schwer verletzt auf der Intensivstation lag. Alle intensivmedizinischen Maßnahmen konnten ihm nicht mehr helfen. Die Ärzte übermittelten ihr und ihrem Mann diese Nachricht und bereiteten sie auf die diagnostischen Maßnahmen vor, um das irreversible Versagen des Gehirns sicher feststellen zu können. Wenn das Gehirn unwiderruflich versage, dann gelte ein Mensch als verstorben, dann sei er tot, berichtete sie von dem Gespräch mit den Ärzten. Rein äußerlich hatte sich der Junge in dieser Zeit jedoch nicht verändert. Bei den diagnostischen Untersuchungen waren die Eltern nicht dabei, denn die sind aufwendig und für Angehörige unter Umständen zu belastend. Doch als sie wieder am Bett ihres Sohnes saß, konnte sie nicht begreifen, dass er nun verstorben sein sollte. »Es hatte da ja schon zwei Tage gedauert, und er hatte immer noch nicht die Augen aufgemacht. Da war überhaupt keine Veränderung zu sehen, gar nichts. Wir saßen da, hielten seine Hand, streichelten ihn. Der war ja warm, nicht? Wie sollten wir eigentlich wahrnehmen, dass er tot sei? Für mich war das direkt wieder weg, die Todesnachricht. Ich hab da weiter gesessen, innerlich gebetet und geglaubt, der wird bestimmt wieder die Augen aufmachen, das kann gar nicht anders sein.« Angehörige müssen sich in dieser Phase von aller Hoffnung verabschieden, sie müssen den Kampf um das Überleben ihres Nächsten aufgeben und begreifen, dass ihr Kind oder ihre Lebensgefährtin nicht mehr zurückkommen wird.

Es gibt jedoch keine äußerlichen Anzeichen, die ihnen helfen könnten, die Todesnachricht zu verarbeiten. Denn der Leib ihres Verwandten im irreversiblen Hirnversagen bringt ihnen nach wie vor alle Zeichen des Lebens entgegen: er ist warm, kann erröten oder schwitzen, die Brust hebt und senkt sich durch die künstliche Beatmung. Auch verhält er sich nicht so, wie man es von einem verstorbenen Körper erwarten würde. Wenn das Gehirn unwiderruflich versagt, kann es seine integrierende Steuerungsfunktion für den menschlichen Organismus nicht mehr wahrnehmen. Aufgrund der nun fehlenden Kontrollmechanismen des Gehirns über das Rückenmark kann es bei hirntoten Patienten sogar zu spontanen oder durch äußere Reize hervorgerufene Bewegungen der Arme oder Beine kommen. Dieses Phänomen wird in Anlehnung an die biblische Geschichte auch »Lazarus-Zeichen« genannt und ist bei bis zu 75 Prozent aller Patienten im irreversiblen Hirnversagen zu beobachten (Schlake/Roosen 2001: 65; vgl. Abb. 4).

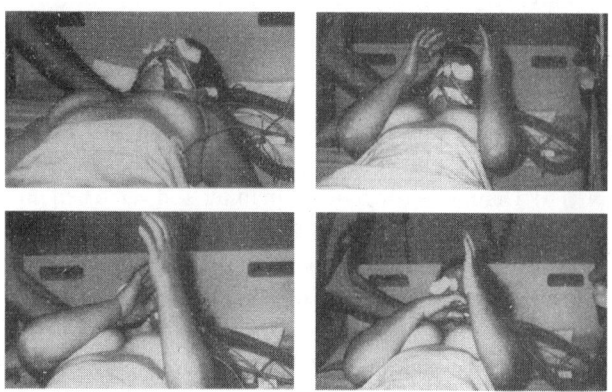

Abb. 4: Spontanbbewegungen bei einer hirntoten Patientin (nach Schlake/Roosen 2001)

Ein Patient im irreversiblen Hirnversagen kann durch intensivmedizinische Maßnahmen nur für eine gewisse Dauer in einem mehr oder weniger stabilen körperlichen Gleichgewicht gehalten werden. Ohne intensivmedizinische Behandlung würde er meist binnen kurzer Zeit einem herkömmlichen Herz-Kreislauf-Tod erliegen (vgl. auch Kap. 8). Nur die Erfordernisse der Transplantationsmedizin machen es notwendig, die Patienten in dieser letzten Phase ihres körperlichen Versterbens festzuhalten, diese künstlich zu verlängern. Ohne eine mögliche Organentnahme würden die Ärzte zu dem Schluss kommen, dass das Leben dieses Patienten nicht mehr zu retten ist, die intensivmedizinische Behandlung einstellen und damit auch den restlichen Körper in den Sterbeprozess gleiten lassen. Nur in seltenen Fällen ist eine Hirntod-Diagnostik notwendig, um diesen Zeitpunkt zu erkennen. So kommt es zu dem Paradox als verstorben geltender Menschen mit lebendigem Leib, die sich rein äußerlich nicht von komatösen Patienten unterscheiden.

Es leuchtet ein, dass dies bei Angehörigen zu großer Verunsicherung führen kann (übrigens sind auch Pflegekräfte und Ärzte nicht davor gefeit, doch dazu mehr in Kapitel 9). Denn was wir gemeinhin unter Tod verstehen und das, was Angehörige am Bett eines Patienten im irreversiblen Hirnversagen wahrnehmen, stimmt nicht überein. »Es war schrecklich«, schilderte mir Frau M. die Situation, als bei ihrer Mutter nach einem geplatzten Hirnaneurysma auf der Intensivstation der Hirntod diagnostiziert wurde, »denn sie war schon da, du konntest sie anfassen, aber irgendwie wusstest du, dass sie tot ist. Und das hat nicht zusammengepasst. Klar, du hast es gewusst, aber sie hätte da auch nur schlafen können. Das war schon schlimm.«

Angehörige nehmen Patienten im irreversiblen Hirnversagen noch als Lebende wahr, auch wenn ihnen gesagt wird, dass dieser Zustand nach medizinischer Kenntnis den Tod eines Menschen bedeutet. »Im Grunde genommen hat für mich der Tod eigentlich erst irgendwo in der Grauzone mit dieser Organentnahme begonnen«, beschreibt Herr E., wie er den Zustand des Hirntodes bei seiner Lebensgefährtin wahrgenommen hat. Andere versuchen über rationale Erklärungen die Diskrepanz zwischen ihrer Wahrnehmung und dem, was sie über den Hirntod des Menschen wissen, zu überbrücken, was jedoch nicht vollständig gelingen kann. Frau M.s Schilderung zeigt, dass auch beide Sichtweisen zugleich existieren können: »Dies Gefühl, man kann ihre Hand halten und sie ist warm und man sieht sie atmen und alles. Ja, und trotzdem ist sie tot. Wenn sie nicht die Geräte hätte, wäre sie ja einfach schon tot gewesen. Also diese Sache, warum ist sie an den Geräten? Natürlich aus dem Grund einer möglichen Organspende. Das ist so dies ... was es einem so schwermacht, das zu verstehen.« Den Angehörigen ist bewusst, dass der Patient nur noch zum Zweck der Organentnahme in diesem Zustand zwischen Leben und vollständigem Tod gehalten wird. Aber auch Frau D. war es unmöglich, ihr beatmetes Kind als tot zu begreifen. Es erschwerte ihr den Abschied von ihrem Kind und die Verarbeitung des Todes. »Das letzte Bild, das ich von meinem Kind habe, ist ein atmendes Kind. Das ist ganz schwer, damit zu leben«, sagt sie, auch wenn ihr in der Situation bewusst war, dass die Atmung mit dem Ausschalten der Maschine geendet hätte. »Der Tod wird nicht mehr sinnlich erfahrbar. Man kriegt ihn nicht mehr zu fassen. Man kann es nicht begreifen. Ich habe noch eine Stunde mit meinem Sohn auf dem Schoß gesessen oder noch länger. Und man wusste, er ist jetzt tot, aber er hat ja geatmet.«

Haben sich Angehörige zu einer Organentnahme bei ihrem Verwandten bereit erklärt, kommen weitere Belastungen auf sie zu. Tatsächlich ist die pflegerische und medizinische Versorgung eines Patienten im irreversiblen Hirnversagen, dessen Körper zur Organentnahme vorbereitet wird, aufwendiger als die Behandlung anderer intensivmedizinischer Patienten. Es müssen umfangreiche medizinische Maßnahmen durchgeführt werden, wie Blutentnahme, Entnahme von Gewebeproben zur Gewebetypisierung, ständige Kontrolle der künstlich aufrechterhaltenen Herz-Kreislauf-Funktionen, um den bestmöglichen Erhalt der Organe zu gewährleisten. Aber auch pflegerische Maßnahmen werden durchgeführt: »›Hirntote‹ werden bis zur Organentnahme genährt, gewaschen und gepflegt, müssen täglich mehrmals umgelagert werden, um Druckgeschwüre zu vermeiden. Beatmung, kontinuierliche Mundpflege, Hautpflege und Medikamentengabe sind notwendig« (Zieger 2008). Zu zusätzlichen Irritationen kann es kommen, wenn Schwestern und Pfleger weiterhin mit diesen Patienten sprechen, denn auch sie stehen vor einem Dilemma: ihre Aufgabe hat sich vom »Lebensretter« zum »Organgewinner« gewandelt (Tymstra et al. 1992). Alles, was sie nun an diesem Patienten tun, tun sie nicht mehr für ihn, sondern für unbekannte Patienten, die potenziellen Empfänger der Organe. Auf die ethischen Fragen und Belastungen für das Pflegepersonal werde ich in Kapitel 9 eingehen.

Es herrscht keine Ruhe am Bett der hirntoten Patienten. Angehörige fühlen sich hier störend und fehl am Platz. »Jetzt zählen nur noch die Organe. Das war mein Gefühl, was ich in dem Moment hatte, ja? Es mussten mit aller Gewalt nur noch diese Organe funktionsfähig gehalten werden, und das andere war dann auf einmal nebensächlich. Wo ich mir im Nachhinein sage, hätten wir uns nicht dafür entschieden, wäre der Abschied dann ein anderer gewesen?«, fragt sich Herr N. noch fünf Jahre nach dem Tod seines Sohnes. Die Antwort lautet leider: Ja. Er und seine Frau sind nicht prinzipiell gegen Organspenden, doch Frau N. würde einer Organentnahme in einer vergleichbaren Situation nicht mehr zustimmen. Zu unerträglich war für sie das Warten auf die Beendigung der Organentnahme und die fehlende Möglichkeit, sich in Ruhe von ihrem Kind verabschieden zu können. Abschiednehmen gehört zur Lebensgeschichte eines Menschen, es ist eine Phase, auf die die Gesellschaft keinen Anspruch hat – und die für das weitere Leben der Hinterbliebenen von hoher Bedeutung sein kann. Bei ihnen war es so, dass der Kreislauf des Kindes mehrfach abzusacken drohte, weshalb Herr N. nicht noch einmal zu seinem Sohn konnte, um sich zu verabschieden. »Erst war die Äußerung vom Arzt, wir hätten alle Zeit der Welt, wir können uns verabschieden. Dann sackte mehrfach der Kreislauf ab und dann hatte ich nachher gar nicht mehr die Möglichkeit reinzugehen. Das hat regelrechte Aggressionen in mir hervorgerufen und eigentlich diese Einstellung, das machst du kein zweites Mal, so eine Organspende. ... Da kam es mir so vor, jetzt nur noch um alles in der Welt den Kreislauf stabil zu erhalten, um die Organe zu retten und die Angehörigen, die lass Angehörige sein. Das hat mich ganz arg gestört, muss ich ganz ehrlich sagen.« Seine Frau ist deswegen im Nachhinein zu dem Schluss gekommen: »Ich würde mein Recht mir erhalten wollen, von dem Menschen, der mir da sowieso verloren geht, in Würde Abschied zu nehmen. Dazu gehört zu sehen, wie es ist, wenn er tot ist; und wie es nach zwei Tagen ist, wenn er tot ist.«

Wenn die Angehörigen die Zeit haben, die sie für den Abschied brauchen, bringt das ein anderes Problem mit sich, nämlich den richtigen Zeitpunkt zu finden, um von sich aus zu gehen. »Dann hab ich da gesessen und habe überlegt, ›Wie lang willst du jetzt hier bleiben?‹«, erinnert sich Herr F. »Was schwierig war: auf der einen Seite den Eindruck zu haben, dass sie lebt, und dann wegzugehen ... Auf der anderen Seite ... das Bewusstsein, ich muss in dem Zustand irgendwann weggehen, weil sie in dem Zustand zur Organentnahme gefahren wird, irgendwann, je nachdem. Tot sein verbindet man ja damit, dass jemand nicht mehr atmet. Aber das war ja nicht, sie hat ja geatmet, also die Maschine hat für sie geatmet. ... Und da jetzt zu sagen, ›Jetzt, ja, jetzt bist du tot. Und jetzt ... jetzt lebt da nur noch dein Körper, und der braucht mich nicht mehr. Jetzt kann ich beruhigt gehen.‹ Das war schwer.«

Es bleiben die Zweifel, ob er oder sie nicht doch noch gelebt hat, weil alle Zeichen fehlen, an denen wir sonst den Tod eines Menschen erkennen: an seinem bleichen, erkalteten, starr werdenden Körper, ohne Herzschlag, ohne jede Bewegung und mit bald einsetzenden weiteren Todeszeichen, wie etwa den Leichenflecken oder der für Leichen so typischen wächsernen Haut. »Das ist für mich so schwer einzuordnen, dieses Nicht-fassen-Können«, versucht Frau N. ihre Erfahrung wiederzugeben, »dass ich nicht genau weiß, als ich mich verabschiedet habe, lebte er da noch? Oder war das nur durch die Maschine? Hat er danach gelebt, und ich war schon weg? Und habe ihn da liegengelassen und er hat irgendwas empfunden?« Gerade bei verwaisten Eltern kann dies zu massiven Schuldgefühlen führen und sie in der Trauer um ihr Kind zusätzlich belasten. »Dieser Weg mit der Organspende, das war der Weg zu lernen, mit den eigenen Fehlern zu leben. Ich habe immer das Gefühl, ich habe ihn letztlich alleine gelassen. Und das bleibt«, bekennt Frau D. sichtlich bewegt.

Wenn die Angehörigen die Intensivstation verlassen, meist bevor der potenzielle Organspender in den Operationssaal gefahren wird, beginnen qualvolle Stunden des Wartens, bis ein Anruf aus der Klinik kommt, dass nun »alles vorbei ist« und der Leichnam zur Bestattung freigegeben ist. Für manche sind die Bilder und die Vorstellung vom Ablauf der Entnahmeoperation unerträglich. Herr F. schildert, wie ihm im Gespräch über die Zustimmung zur Organentnahme die Möglichkeit erläutert wurde, die Zustimmung auf bestimmte Organe zu beschränken. Allein die Vorstellung habe es für ihn noch einmal deutlich schwerer gemacht. Er fand es schrecklich, als der Arzt begann, die einzelnen Organe aufzulisten, die entnommen werden könnten, und die Operation zu beschreiben: »Dann fragt der Arzt nach, ›Ja, welche Organe? Leber? Nieren?‹ Da habe ich nur die Augen verdreht. Warum soll ich jetzt entscheiden, das eine und das andere nicht? ... Dann habe ich gesagt, ich will's nicht wissen. Das hilft mir nicht. ... Mir hilft nur der Gedanke, dass ich einem anderen das ersparen kann. ... Dann habe ich gesagt: ›Ich habe ›Ja‹ gesagt, und mehr sage ich dazu nicht.‹ Dann fängt man wieder an, denkt man wieder ›Ja, das rausnehmen und das rausnehmen und das rausnehmen‹. ... Er sagte auch noch: ›Ja, das ist wie eine Operation und es wird dann alles wieder zugemacht‹. ... Aber das ist ja nicht der Gedanke, den ich mir in meinem Kopf ausmalen will!«

Nur Frau H. konnte mir berichten, dass sie von ärztlicher Seite bis ins Detail aufgeklärt wurde und auch die Möglichkeit hatte, bei der Diagnose des Hirntodes dabei zu sein. Anders als Herr F. empfand sie das Wissen um die tatsächlichen Abläufe nicht als belastend, sondern als hilfreich. Nicht viele Menschen werden die Kraft haben, sich solch einer Erfahrung auszusetzen. Sie ist jedoch davon überzeugt, dass eben diese es ihr erleichtert hat, den Tod ihres Mannes zu verarbeiten. »Mir war wichtig, das habe ich dem Arzt gesagt, direkt von Anfang an: Ich gebe gerne die Organe meines Mannes her, aber ich möchte bis zum letzten Augenblick, bis er in den OP muss, hier sein können und alles miterleben, was getan wird an ihm. Er hat mir nur gesagt: ›Ich kann Ihnen aber nicht sagen, was dann noch alles auf Sie zukommen wird.‹ Das habe ich natürlich auch nicht gewusst und geahnt, in dem Moment, als ich das sagte. ›Ich hoffe nur, dass Sie stark genug sind, das alles durchzustehen.‹ Er hat seinen anderen Ärzten gesagt, ›Wenn irgendetwas passiert, wenn Sie irgendeine größere Veränderung bei der Frau H. feststellen, dann rufen Sie mich, wenn ich nicht da sein sollte.‹ Aber das war nicht der Fall. Zum Schluss, an dem letzten Tag, als mein Mann in den OP geschoben werden sollte, ist er nochmal zu mir herübergekommen auf die andere Seite vom Bett und hat gesagt, ›Frau H., ich fahre jetzt mit Ihrem Mann in den OP. Ich begleite ihn. Sie wissen alles, was jetzt läuft, ich habe Ihnen das alles gesagt, und ich möchte mich bei Ihnen ganz herzlich bedanken. Ich habe Sie bewundert. Was Sie hier mitgemacht haben und wie Sie durchgehalten haben. Ich hätte es nicht geschafft. Und ich hätte auch nicht geschafft, wie Sie ›Ja‹ zu sagen. Ich bin noch nicht so weit‹.«

Hier wird deutlich, wie offen, einfühlsam und respektvoll der Umgang mit Angehörigen von medizinischer Seite sein kann und wie wichtig dies ist. Frau H. wurde vom Klinikpersonal respektiert. Man bemühte sich auf ihre Wünsche einzugehen und ermöglichte ihr so, die schmerzhafte Erfahrung im Nachhinein positiv zu bewerten: »Dass man alles erklärt bekam, was man wissen wollte. Dass man nicht abgeschoben wurde, so als würde man überhaupt nicht zu dem gehören, sondern da ist ja ein anderer, und auf den haben wir jetzt unser Recht, den pflegen wir ja, und so weiter. Das wäre das eine, und das andere, was wichtig wäre, dass eben den Leuten dieser gesamte Prozess, was da ablaufen muss, klargemacht wird. Dass gar nicht falsch gehandelt werden kann nach den Richtlinien, nach denen die sich richten müssen, bis diese ganzen Untersuchungen abgelaufen sind. Dass diese Hauptuntersuchungen an dem Tag dreimal hintereinander im Abstand von jeweils zwei

Stunden stattfinden, bis dann der eigentliche Hirntod medizinisch diagnostiziert wird. Da war es Montag, 16 Uhr und noch was und donnerstags war es passiert. Er hatte mir damals schon gesagt ›Ihr Mann ist hirntot.‹ In seinem Sinne, aber amtlich kann das erst dann bestätigt werden, wenn das alles mit allen Untersuchungen, mit allen Nachwirkungen durch Medikamente usw. Die mussten ja so lange warten, bis das alles über die Bühne ist. Wenn das die Leute wüssten, ... dann glaube ich auch eher, dass sie bereit wären dazu.« Ihre Erfahrung zeigt die Bedeutung, die ein Bereitstellen ausreichender Informationen über den Ablauf einer Organentnahme sowie die Beachtung der Bedürfnisse der Hinterbliebenen nach Raum und Zeit zum Abschied von dem Patienten für eine positive Einschätzung einer Organentnahme haben. Doch wie viele Menschen haben die Kraft, diesen Prozess so bewusst zu durchleben?

Die wenigsten Angehörigen wissen sich so gut betreut und darauf vorbereitet, was nach ihrer Zustimmung zu einer Entnahme auf sie zukommt und wie der genaue Ablauf ist. Ob dies nun an mangelnder Information seitens der Ärzte oder aber an der emotionalen Überforderung liegt, die dazu führen kann, dass man manche Informationen wieder vergisst, sei einmal dahingestellt. Frau D. berichtet: »Wir haben gesagt: ›Ja, die Nieren.‹ Da sind wir aber davon ausgegangen, dass die Apparate in unserem Beisein abgestellt und danach die Nieren entnommen werden. Als wir das so sagten, sagte der Arzt, ›Nein, so geht das nicht.‹ Wir wurden gar nicht informiert, wie das abläuft. Nein, wir wurden gefragt, und in dieser Unwissenheit, in der, ich sage mal, 99 Prozent der Menschen sind, die dann sagen

›Ja, dürfen Sie haben‹, von ganz anderen Voraussetzungen ausgehen. Da erfährt man dann ›Nein, so geht es nicht, sondern die Apparate müssen an bleiben.‹ Das war wieder eine furchtbare Situation, wo wir dachten, was machen wir denn jetzt? Und wie das? Ich weiß auch nicht, warum wir da nicht gesagt haben, ›Nein, das kommt nicht in Frage‹«.

»Das hatten wir uns nicht vorgestellt«, erinnert sich auch Herr R. Dass sein erwachsener Sohn nicht überleben würde, kam für ihn nicht unerwartet, litt er doch seit langem an einem nicht mehr behandelbaren Gehirntumor. Er und seine Schwiegertochter kamen jeweils unabhängig voneinander auf den Gedanken einer Organspende und trugen ihr Ansinnen den behandelnden Ärzten vor. Die Schwierigkeit lag nun darin, dass bei seinem Sohn, auch wenn er unwiederbringlich im Sterben lag, noch rudimentäre Hirnstammaktivitäten nachweisbar waren. Es dauerte eine Woche, bis der vollständige Hirntod diagnostiziert wurde. »Das sind eigentlich die schlimmsten Tage für uns gewesen. In dieser Phase, wo Sie den warmen Körper gehabt haben und gewusst haben, dass er tot ist. Und dass er hier quasi als ... Organspender ... am Leben erhalten wird. Das heißt, ich hatte mir gar nichts vorgestellt. Ich hatte geglaubt, er würde sterben, man würde ihn nehmen, würde ihn sofort explantieren. Das war nicht der Fall. Wir haben acht Tage gehabt, die für uns eine unglaubliche Zumutung gewesen sind. Die Ärzte waren sehr verständnisvoll, muss ich sagen. Die haben immer gesagt, ›Wenn Sie der Auffassung sind, dass Sie es nicht mehr ertragen, dann werden wir die ganzen Apparaturen abklemmen.‹ Dann wird ... dann wird er sofort sterben, [sehr leise] wenn wir zustimmen würden. Und das wiederum konnten wir auch nicht.

Wir hatten uns mit dieser Entscheidung in eine Situation manövriert, wo wir dann nicht nur die Verantwortung für unseren Sohn übernommen hatten, sondern gleichzeitig auch die Verantwortung für vier potenzielle ... Patienten, die eben auch ..., wenn sie nicht rechtzeitig ein Organ gespendet bekämen, lebensgefährlich gefährdet waren, so dass auf uns die Last nicht nur ... praktisch die Entscheidung für unsern Sohn lag, sondern gleichzeitig auch noch die Belastung ... bestand für drei bis vier andere Patienten«, sagt Herr R.

Der körperliche Sterbeprozess von der Hirntod-Diagnose bis hin zur Freigabe des Leichnams zur Bestattung verlängert sich künstlich durch die Vorbereitung und Durchführung einer Organentnahme. Nur in etwas mehr als sechs Prozent der Fälle ist dies innerhalb von sieben Stunden nach Feststellung des Hirntodes abgeschlossen. In der Regel (bei fast 78 Prozent) zieht sich der Prozess zwischen sieben und 18 Stunden hin, kann aber in wenigen Fällen (6,3 Prozent) auch mehr als 24 Stunden dauern (DSO 2009a: 18). Die Erfordernisse der Transplantationsmedizin greifen also tief in das individuelle Sterben eines Menschen und das Abschiednehmen von ihm ein. Im Empfinden der Angehörigen kommt es zu einer Aufsplitterung des Todes in verschiedene Phasen, was – auch bei intellektueller Akzeptanz des Hirntodes als Todeszeitpunkt eines Menschen – als belastend und problematisch erlebt wird. »Er ist ja, wenn Sie so wollen, zwei Tode gestorben. Einmal den klinischen Tod. Acht Tage später ist er dann juristisch gestorben, weil noch das Stammhirn, sogenannte Primitivreflexe ... überlebt hatten«, sagt Herr R. Bei anderen kommt es zu Zweifeln über den ›tatsächlichen‹ Todeszeitpunkt. Wann war es? Bei der Hirntod-Diagnose – der offizielle Todeszeitpunkt, während oder nach der Entnahmeoperation?

Angehörige sehen sich mit einem ›neuen Gesicht‹ des Todes konfrontiert, das nicht mit den herkömmlichen Vorstellungen vom Tod übereinstimmt. Der Tod zerfällt nun in drei verschiedene Phasen:

Der *Hirntod*, den sie rational als Tod verstehen, nicht aber in der Konfrontation mit dem ›lebenden Leichnam‹ als tatsächlichen Tod nachempfinden können. Für sie zählt der hirntote Verwandte demnach noch zu den Sterbenden.

Der *tatsächliche Tod* nach der Organentnahme, wenn über die Leiche erfahrbar wird, dass kein Leben mehr im Körper ihres Verwandten ist, er also ›tatsächlich‹ verstorben ist.

Der *endgültige Tod*, wenn auch die entnommenen Organe ihre Funktion im Körper der Organempfänger eingestellt haben (durch deren Tod oder vorheriges Transplantatversagen), von dem sie aber nie wissen, ob und wann er eingetreten ist.

Diese letztgenannte Vorstellung vom *endgültigen Tod* zeigt sich in Äußerungen Hinterbliebener darüber, dass ja immer noch etwas von dem nun tatsächlich verstorbenen Menschen weiterlebe (das Transplantat). Die Lebensgeschichte des Organspenders hat streng genommen mit seinem Tod noch nicht geendet. Das kann einerseits als tröstlich empfunden werden, andererseits kann die Tatsache, dass eben auch noch etwas offen bleibt, noch nicht ganz zum Abschluss gekommen ist, den Trauerprozess auch erschweren. Zwangsläufig stellt sich damit auch die Frage nach den Menschen, in denen die Organe weiter existieren und mit denen die Lebens- oder Sterbegeschichte des Organspenders nun unwiderruflich verknüpft ist – doch dazu später in Kapitel 12.

Eine Organentnahme bei Patienten im irreversiblen Hirnversagen erschwert den Angehörigen das Abschiednehmen von einem geliebten Menschen. Sie können das Sterben, also den Übergang ihres Verwandten in den Tod, nicht nachvollziehen. Auch entspricht der Tod nach irreversiblem Hirnversagen und Organentnahme nicht dem kulturellen Ideal des Sterbens: Weder herrscht Ruhe am Sterbebett, noch findet das Sterben zuhause statt, die nächsten Angehörigen sind in der letzten Phase nicht dabei und der Prozess wird auch nicht bei Bewusstsein und selbstbestimmt stattfinden. Dies ist nur bedingt der Transplantationsmedizin zuzuschreiben, die Umstände werden jedoch durch eine Organentnahme deutlich verschärft. Die Situation auf der Intensivstation stellt eine hohe emotionale Belastung und Zerreißprobe für die Angehörigen dar. Denn hier werden in einer psychischen Ausnahmesituation – der lebensbedrohliche Zustand eines geliebten Menschen bzw. sein Tod – Grundüberzeugungen unseres Selbst- und Weltverständnisses in Frage gestellt. So vermisst Frau N. im Nachhinein die Erfahrung des Sterbens, des Hinübergleitens und würde diesen Verlust nicht noch einmal auf sich nehmen wollen. »Denn es entzieht uns den Tod, die Erfahrung des Sterbens. Das macht es sehr viel schwerer, den Abschied, den man nehmen muss, wirklich zu gehen.«

Ob man sich auf die Konfrontation mit diesen zwei Gesichtern des Todes überhaupt vorbereiten kann? »Ich glaube kaum«, meint Herr G., für den es jedoch hilfreich war, dass er im Sinne seiner Lebenspartnerin handelte und eben keine Entscheidung zu treffen hatte. Nur etwa 25 Prozent aller potenzieller Organspender im Jahr 2008 hatten zu Lebzeiten – zumeist mündlich – zu einer Organspende Stellung bezogen, etwas weniger als die Hälfte davon ablehnend (DSO 2009a: 14). Es sind also zum größten Teil die Angehörigen, die über Zustimmung oder Ablehnung entscheiden müssen. Um diesen Prozess soll es im nächsten Kapitel gehen.

5. Eine unmögliche Entscheidung oder die *Bitte um Organspende*

> »Bedenkt: den eignen Tod, den stirbt man nur. Doch mit dem Tod der andern muss man leben.«
> *Mascha Kaléko*

Die unglücklichste Frage zum ungünstigsten Zeitpunkt an die unglücklichste Familie – so wird die *Bitte um Organspende* auch bezeichnet. Laut DSO soll den Angehörigen zunächst Zeit gegeben werden, die Nachricht vom Tod ihres Verwandten zu verarbeiten, bevor das Thema »Organspende« angesprochen wird; sie sollen verstanden haben, dass ihr Verwandter »endgültig und unwiederbringlich verstorben ist« (o. J.: 31). Vor dem Hintergrund der im letzten Kapitel geschilderten Erfahrungen Hinterbliebener scheint fraglich, ob dies angesichts eines ›lebenden Leichnams‹ überhaupt möglich ist. Auch verfügen nur die wenigsten Angehörigen im Vorfeld über ausreichende Informationen zum Hirntod-Konzept und den Folgen, die eine Zustimmung zur Organspende nach sich zieht. Denn trotz aller sogenannter Aufklärung ist darüber in der breiten Öffentlichkeit wenig zu erfahren.

In Deutschland gilt die *erweiterte Zustimmungslösung* zur Organspende (§ 3 und § 4 TPG). Diese besagt, dass jeder zu Lebzeiten für sich selbst entscheiden kann, ob er im Falle seines Todes unter entsprechenden Bedingungen einer Entnahme seiner Organe zustimmt. Dieser Wille kann schriftlich niedergelegt oder aber den nächsten Angehörigen im Gespräch mitgeteilt werden. Liegt keine eigene Willensbekundung vor, so müssen die nächsten Angehörigen im Sinne der Verstorbenen entscheiden – meist unvorbereitet auf der Intensivstation. Neben der erweiterten Zustimmungslösung gibt es noch andere Modelle. Zum einen die *enge Zustimmungslösung*, bei der nur jeder für sich selbst entscheiden darf. Liegt keine Willensbekundung vor, muss von einer Organentnahme abgesehen werden. Für die Angehörigen wäre diese Regelung eine große Entlastung, da sie sich so auf der Intensivstation ganz darauf konzentrieren könnten, das Geschehen zu verarbeiten, und nicht unter Entscheidungsdruck stehen würden. Auch ist so die Achtung des Willens der Verstorbenen am ehesten gesichert. Die enge Zustimmungsregelung wird jedoch in keinem europäischen Land praktiziert. Es wird argumentiert, dass mit dieser Form der Zustimmung die Zahl der Organspenden drastisch sinken würde, da bis heute nur sehr wenige Menschen zu Lebzeiten einen Organspendeausweis ausfüllen. Einen anderen Weg stellt die *Widerspruchslösung* dar. Sie besagt, dass jeder zu den potenziellen Organspendern gehört, der nicht aktiv zu Lebzeiten dagegen widersprochen hat. Diese Regelung gilt in einigen europäischen Ländern (etwa in Italien, Österreich, Portugal oder Spanien) und ist dort auch für Menschen mit anderer Staatsangehörigkeit gültig (das sollte man vor der nächsten Urlaubsreise bedenken). Einige Länder – wie Belgien, Finnland oder Norwegen – haben die *Widerspruchslösung* gewählt, aber um ein *Einspruchsrecht der Angehörigen* erweitert. Diese können eine Organentnahme ablehnen, auch wenn vom hirntoten Patienten selbst eine Zustimmung vorliegt. Damit soll verhindert werden, dass Menschen, die mit einer Organentnahme bei ihrem Verwandten Schwierigkeiten hätten, eine solche zugemutet wird. Bei der *Informationslösung*, die in Frankreich und Schweden gilt, wird von einer prinzipiellen Zustimmung zur

Organspende ausgegangen, so nichts Gegenteiliges dokumentiert wurde. Die Angehörigen werden vor der Organentnahme in jedem Fall informiert, haben jedoch *kein* Einspruchsrecht.

Auf der Intensivstation drängt indessen die Zeit: je eher die Zustimmung erfolgt, desto schneller kann nach passenden Empfängern gesucht werden und die Organisation von Entnahme und Übertragung der Organe stattfinden; desto geringer ist auch das Risiko, dass der Kreislauf des Patienten im irreversiblen Hirnversagen noch vor einer Organentnahme zusammenbricht. Auch ist die Haltbarkeit der einmal entnommenen Organe begrenzt: Sie beträgt je nach Organ von etwa vier Stunden bei einem Herz bis zu 36 Stunden bei einer Niere. In dieser Zeit ist ein enormer organisatorischer Aufwand zu bewältigen. Todesnachricht und die Frage nach einer Organentnahme liegen also zwangsläufig eng beieinander.

»Ich saß da, völlig erschlagen, alles spielte sich durch so einen Nebel ab. Das war gar nicht ich, der da saß. Das war nicht meine Freundin, die da lag. Das war gar nicht die Situation, das stimmte alles natürlich gar nicht, dachte ich. Eine Schocksituation letztendlich«, erzählt Herr G. von dem Moment, als ihm mitgeteilt wurde, dass seine Lebensgefährtin auch durch die Intensivmedizin nicht zu retten war. »Das war so ein Moment, ich weiß noch, dass ich ... das kam wie so ein Zittern über mich. Aber es war so schlimm, dass es gleich wieder weg war«, erinnert sich Frau F. an die Mitteilung der Todesnachricht von ihrem Sohn. Sind Menschen in einer solchen Situation überhaupt entscheidungsfähig? Frau G. empfand es als einen »Mordsschock«, ihren damals 40-jährigen Bruder nach einer

Hirnblutung so hilflos an den Maschinen zu sehen, und fühlte sich eigentlich nicht entscheidungsfähig: »Das ist ja keine sachliche Entscheidung. Man ist ja gefühlsmäßig so belastet, das ist doch alles verfälscht. Man kann da nicht in Anführungszeichen ›normal‹ reagieren. In dieser kurzen Zeit. Ja? Das geht nicht. Man braucht viel länger. Und das ist aber nicht möglich. Denn man kann eine Leiche nicht lange am Leben erhalten, beatmen, dass die Organe am Leben erhalten bleiben. Das ist das Furchtbare.«

In einer solchen Situation kann man sich neue Informationen nur schlecht merken, das weiß man aus Erfahrung bei der Übermittlung ungünstiger Krankheitsdiagnosen. Es fragt sich, inwieweit die zusätzliche psychische Belastung nicht fast zwangsläufig zu einer Überforderung der betroffenen Verwandten führt. Zweifellos aber kosten alle zusätzlichen Überlegungen und Anfragen die Angehörigen Kraft und Zeit, die sie eigentlich voll und ganz zur Bewältigung der Todesnachricht bräuchten. Denn gerade die erste Phase nach der Übermittlung einer solchen Nachricht ist wichtig für die Verarbeitung der Trauer, weiß man aus der Trauerforschung.

Die ersten spontanen Reaktionen auf die Frage nach einer Organentnahme reichen von einem spontanen »Ja« bis hin zu: »Jetzt wollen sie sie ausschlachten«. Erst nach und nach setzen weitere Überlegungen ein. Wie die Reaktionen und vor allem das Empfinden auf die Frage nach der Organentnahme ausfallen, hängt stark davon ab, wie das Gespräch geführt wird.

Die Frage nach der Organentnahme

Auch für Ärzte und Transplantationskoordinatoren ist dies eine undankbare Aufgabe. Die Übermittlung einer Todesnachricht gehört zu den äußerst belastenden Gesprächen im ärztlichen Beruf: Sie konnten das Leben dieses Patienten nicht retten und müssen die Angehörigen nun noch mit einer weiteren Anfrage belasten. Viele Ärzte schrecken deshalb davor zurück, die Frage nach einer Organspende zu stellen. Es gibt ethische Richtlinien, wie diese Gespräche geführt werden sollen: in Ruhe und mit genügend Zeit, um alles zu erklären, am besten vom verantwortlichen, behandelnden Arzt. Hilfreich sind ein geschützter Raum, in dem die Angehörigen den ersten Schock bewältigen können, und vor allem eine ergebnisoffene Gesprächsführung ohne moralischen Druck. Dies wird in der konkreten Praxis leider nicht immer realisiert.

Manche Angehörigen empfinden es als abwertend, wenn das Gespräch nicht vom behandelnden Arzt, sondern von einer anderen Person geführt wird. »Darüber bin ich heute noch wütend, fünf Jahre danach, dass der nicht gekommen ist«, stellt Herr N. fest. »Es kam ein Assistenzarzt und eine Frau, die wir vorher noch nicht gesehen hatten. Der hat dann gesagt, was wir schon gedacht hatten, nämlich dass er tot ist. Und hat aber wirklich … nach meiner Wahrnehmung … so zwei Atemzüge später. … Ich weiß auch noch genau, wie er es gesagt hatte. Er hat gesagt: ›Ja, wir müssen Sie jetzt etwas fragen, wir sind als Ärzte dazu verpflichtet, Sie das zu fragen. Würden Sie denn die Organe ihres Sohnes zur Organspende freigeben? Sie können sich das überlegen, Sie müssen das nicht jetzt sofort entscheiden, aber wir müssen das wissen.‹«

Zu weiteren Zweifeln und Irritationen kann es kommen, wenn die Frage nach der Organentnahme direkt am Bett der Patienten gestellt wird. Da der Patient im irreversiblen Hirnversagen nicht als Toter wahrgenommen werden kann, sind manche Angehörigen verunsichert, ob ihr Verwandter nicht doch noch etwas mitbekommt von diesem Gespräch. »Was mich anfangs irritiert hat«, schildert Herr F., »und wo ich immer noch nicht weiß, ob's richtig oder falsch war, … er hat mich das direkt am Krankenbett gefragt. Auf der einen Seite, denke ich, gibt es vielleicht die Möglichkeit, das nicht am Krankenbett zu machen. Man weiß ja, dass das Gehör eigentlich noch am längsten funktioniert, bei Schlaganfallpatienten zum Beispiel. Wenn ich mir jetzt vorstelle, dass sie das mitgekriegt hat. Ich weiß nicht, ob der Gedanke realistisch ist, ich kann das … nicht sagen. Auf der einen Seite ist es natürlich … ein Stück Ehrlichkeit, dass sie da meine Gedanken mitkriegt, auf der anderen Seite ist es vielleicht auch, also, ich sage mal, wenn sie jetzt doch nicht einverstanden war, eine Belastung. Ich denke mal, es wäre besser, wenn man es nicht so machen würde.«

Problematisch ist der Hinweis auf das mögliche Überleben der anderen Patienten. Damit werden die Angehörigen direkt für das Leben anderer Menschen verantwortlich gemacht. »Ihr Kind ist tot, aber Sie könnten noch Organe spenden und anderen Eltern den Schmerz ersparen, den Sie gerade erleben müssen«, habe der Arzt zu Herrn und Frau D. gesagt. »Wie konnten wir da noch Nein sagen? Damit wurden wir ja für das Leben anderer schwerstkranker Kinder verantwortlich gemacht«, ergänzt seine Ehefrau. »Auf unsere Bedürfnisse wurde da gar nicht geachtet. Wir hätten uns so sehr jemanden gewünscht, der auf unserer Seite steht. Der sagt, ›Sie müssen auf dies und dies achten‹ oder ›Das und das könnte auf Sie zukommen‹. So eine Art ›Anwalt‹, der uns zur Seite steht in diesem Prozess, egal wie wir uns entscheiden.« Das Gefühl, eine freie Entscheidung getroffen zu haben, hatte dieses junge Paar nicht. Sie fühlten sich nach der Mitteilung vom Tod ihres Kindes damit überfordert, eine Entscheidung von solcher Tragweite zu treffen, von der sie zudem das Überleben anderer Menschen, anderer Kinder abhängig wussten.

Was hätte der Patient im irreversiblen Hirnversagen selbst gewollt? Diese Frage stellen sich alle, und in den wenigsten Fällen ist die Antwort bekannt. Die Angehörigen sind aufgefordert, die Entscheidung in seinem oder ihrem Sinne zu treffen: Hatte sie sich jemals dazu geäußert? Zum Blutspenden ging er doch auch manchmal, wäre er also dafür? Sie hatte immer solche Angst vor Operationen, das war gar nicht ihrs. Und die Bestattungswünsche? Einäschern wollte er sich lassen, aber heißt das, in seinen Körper darf auch vorher schon eingegriffen werden? Auch Überlegungen zu seinem oder ihrem Charakter werden angestellt: Sie hat doch immer gerne geholfen und geteilt, mag es heißen. Aber ist das auf Wünsche im Hinblick auf das eigene Sterben und die Behandlung des toten Körpers übertragbar? Und wer wollte seiner eben verstorbenen Verwandten einen egoistischen Charakter nachsagen? Glaubensvorstellungen, Vorstellungen über das Sterben, den Tod und das Jenseits, Bestattungswünsche – darüber wird selten gesprochen. »Im neunzehnten Jahrhundert sprach bei Tisch niemand über Sex. Heute schon, aber über den Tod? Gott bewahre«, so der Journalist Tiziano Terzani

(2007: 394), der sich in seinem Buch *Das Ende ist mein Anfang* mit seinem eigenen Sterben auseinandersetzt.

Eine so folgenschwere Entscheidung über das Sterben und den Tod eines anderen Menschen zu fällen wirkt sich auch auf die Beziehung zu dem Verstorbenen aus. Herr R. erzählt, wie sehr es ihn zusätzlich belastet, über das Sterben seines Sohnes entschieden zu haben: »Ich habe den Charakter und das Verhalten meines Sohnes in seinem Leben dahingehend interpretiert. Aber letztlich haben wir entschieden über ihn. Es erfüllt mich mit zusätzlicher Trauer. Das ist eine Sache, die mich nach wie vor in der Beziehung zu meinem Sohn belastet. Man kann hundertmal sagen, dass wir ja letztlich andere Menschenleben damit gerettet haben und dass dies doch einen sehr positiven Abschluss seines Lebens darstelle. Aber für mich persönlich ist es wieder, dass die Autorität des Vaters bis in die letzten Sekunden seines Lebens eine Rolle gespielt hat. Aus meiner Erfahrung würde ich niemandem raten, für einen anderen Menschen Entscheidungen von solcher Tragweite zu treffen.« Letztlich ist dies ein Plädoyer für die enge Zustimmungslösung.

Die Erinnerung an den geliebten Menschen kann auch durch Zweifel und etwaige Schuldfragen belastet werden. Statt der Reflexion um die gemeinsam verlebte Zeit geht es im Rückblick darum, ob man es so wohl richtig entschieden habe, er oder sie es tatsächlich gewollt hätte? Gerade bei verwaisten Eltern ist dies ein schwieriges Thema, wie die Zitate im letzten Kapitel bereits zeigten. Den anderen in seinem hilflosesten Moment alleine gelassen zu haben, ja schuldig zu sein, wenn im Nachhinein deutlich wird, dass das Geschehene mit der Vorstellung von einem würdevollen Abschied nicht in Einklang zu bringen ist. Aber nicht nur die Zustimmung, sondern auch die Ablehnung einer Organentnahme kann sich als schwierig erweisen: Hab ich ihm oder ihr den letzten Willen vorenthalten, nur weil ich zu schwach war und den Gedanken nicht ertragen konnte?

Aus psychologischer Sicht ist es äußerst wichtig, dass die Zustimmung zu einer Organspende von allen Mitgliedern der Familie getragen werden kann, die Familie also gemeinsam zu einer Entscheidung kommt. Ist dies nicht der Fall, kann es im Nachhinein zu schwerwiegenden Problemen in der Familie und massiven psychischen Belastungen der betreffenden Mitglieder führen. »Manchmal denke ich, vielleicht hätten wir mehr drüber reden sollen in dem Moment, aber wir waren alle so unter Schock«, meint Frau M. nach dem Tod ihrer Mutter. Sie bedauert im Nachhinein, dass sie mit ihren Geschwistern auf der Intensivstation nicht ausführlicher darüber gesprochen hat, ob die Zustimmung zu einer Organentnahme für alle tragbar ist. »Das ist mir viel zu schnell gegangen. Haben wir eigentlich eine Entscheidung getroffen oder haben wir nur gesagt: ›Ja, ist ja eigentlich klar‹? Vielleicht wäre es auch gut gewesen, wenn es einen gegeben hätte, der gesagt hätte: ›Das will ich aber nicht. Ich will das nicht, dass sie aufgeschnitten wird oder irgendwas.‹ Dann wäre vielleicht bei uns etwas anderes entstanden. Ob sie das gewollt hätte, ist eine Sache, aber ob wir das eigentlich wollen? Denn wir müssen damit leben.«

Wird die Entscheidung nicht einvernehmlich getroffen, kann es zu einer dauerhaften Belastung einzelner Hinterbliebener und der Familie kommen: Angehörige entwickeln dann Schuldgefühle dem Verstorbenen gegenüber und bleiben gefangen in ihrer Trauer, es kann in Familien und Ehen zu Zerwürfnissen führen, wenn die eine mit der Situation umgehen kann, der andere aber nicht. Wenn diese Konflikte nicht angesprochen und verarbeitet werden, können psychosomatische Störungen wie Schlaflosigkeit, Albträume oder Herz-Kreislauf-Probleme die Folge sein. Ängste und Vorbehalte einzelner Familienmitglieder lediglich zu zerstreuen, um eine Zustimmung zu erlangen, kann zu schwerwiegenden psychischen Problemen führen. »Wie entstellt ist dann so ein Mensch, das ist auch die Frage? ... Was mutet man da den Angehörigen zu? Das können Angehörige eigentlich nur tragen, mittragen, wenn sie wissen, ja, der hat das so gewollt. Ich denke, das ist etwas, was zum Beispiel in der Familie abgesprochen werden muss. ›Wollt ihr das? Könnt ihr das mittragen, was da auf euch zukommt?‹ Damit muss man sich vorher auseinandersetzen. ... Und dann kann ich das mittragen, unter Schmerzen«, sagt Frau F. aus ihrer Erfahrung. Auch dies spricht für die enge Zustimmungslösung.

Worauf sollte man vorbereitet sein?

Was ist notwendig, damit den Hinterbliebenen nicht noch zusätzliche Belastungen aufgebürdet werden? In meinen Gesprächen mit Angehörigen wurde mir immer wieder erklärt, wie notwendig eine *neutrale*, nicht in die Organentnahme involvierte Auskunftsperson bei der Entscheidung in dieser Situation ist. Dieser ›Anwalt‹ als neutrale Person – ggf. ein Medizinethiker, Seelsorger oder Psychologe – müsste zudem deutlich machen, welche Auswirkungen die Zustimmung zur Organentnahme auf die Angehörigen haben kann. Dabei sollte vermieden werden, im Gespräch zu argumentieren, dass die Zustimmung zur Organspende dem Tod des Verwandten möglicherweise einen Sinn geben könnte, indem er zur Lebensrettung anderer Menschen beiträgt, da dies die Angehörigen unter zusätzlichen moralischen Druck setzt, der erst recht keine freie Entscheidung mehr erlaubt. Sofern man von einer ›freien Entscheidung‹ überhaupt sprechen kann, wenn man das Leben anderer Menschen davon abhängig weiß, so ist doch eine *umfassende Information* notwendig, die auch die belastenden Aspekte im Prozess einer Organspende nicht verschweigt.

Aufgrund des massiven Eingriffs bei einer Organentnahme in den Sterbeprozess dürfte es nach Meinung des Neurologen Andreas Zieger eigentlich nur eine enge Zustimmungslösung zur Organspende geben: »Eine solche Verlängerung des Sterbeprozesses bzw. Todeseintrittes im Falle einer Organexplantation sollte aus beziehungsethischer Sicht nur dann erlaubt sein, wenn der einzelne Bürger in Kenntnis dieser empfindlichen Sachverhalte seine Zustimmung erteilt hat (enge Zustimmungslösung)« (Zieger 2006: 177).

Mittlerweile gibt es auch von der DSO Unterstützung für Angehörige von Organspendern. Hinterbliebene haben die Möglichkeit, sich bei Problemen oder Fragen nach der Organentnahme an den entsprechenden Koordinator oder die DSO selbst zu wenden. Gerade aber Angehörige, die an ihrer Entscheidung zweifelten oder belastende Erfahrungen gemacht hatten, sahen sich nicht in der Lage, dieses Angebot anzunehmen, schon gar nicht in der ersten Zeit der Trauer, in der ein Ansprechpartner besonders sinnvoll gewesen wäre. »Ich konnte doch nicht an den Ort zurückkehren, wo ich diese schlimmen Erfahrungen machte. Das

Belastende Aspekte für Angehörige bei postmortaler Organentnahme
- Verabschiedung von einem ›lebenden Leichnam‹
- Fehlen der sinnlich wahrnehmbaren Todeszeichen
- Verunsicherung über den tatsächlichen Todeszeitpunkt
- Verunsicherung über den rechten Zeitpunkt, Abschied zu nehmen
- Das Gefühl, ihn oder sie in ihrem hilflosesten Moment verlassen zu haben

Medizinische und pflegerische Behandlung der hirntoten Patienten zum Organerhalt
- Behandlungen stehen dem Bedürfnis Hinterbliebener nach Ruhe und Ungestörtheit bei der Verabschiedung entgegen
- Fremdnutzige Behandlung der hirntoten Patienten zum Wohle potenzieller Organempfänger
- Aktivitäten orientieren sich zwangsläufig an den Erfordernissen der Transplantationsmedizin, nicht an den Bedürfnissen Hinterbliebener

Abb. 5: Belastende Aspekte für Angehörige bei postmortaler Organentnahme

hab ich nicht geschafft«, meint Herr L. Und Frau D. sagt mir: »Menschen, die trauern, sind leise, die hört man nicht. Wer verletzt wurde, zieht sich zurück und geht nicht damit an die Öffentlichkeit.« Eine Ausnahme ist Renate Greinert, deren Sohn 1985 verunglückte und zum Organspender wurde. Ihre Geschichte über die Bewältigung dieses Todes und ihre spätere Einsicht, in etwas eingewilligt zu haben, was sie im Nachhinein nicht gutheißt, hat sie 2008 veröffentlicht (Greinert 2008). Ihre Schilderungen zeigen eindrücklich, wie marginalisierend mit kritischen und ablehnenden Stimmen im Kontext Transplantationsmedizin umgegangen wird.

> **Belastendes Warten auf das Ende der Entnahmeoperation**
> - Kann zu quälenden Vorstellungen vom Geschehen während der Entnahmeoperation führen
> - Warten auf die Nachricht, dass der hirntote Patient nun ›richtig‹ verstorben sei und dass der Leichnam zur Bestattung freigegeben wird (→ Aufsplittung des Todes)
> - Zeitraum zwischen offiziellem Todeszeitpunkt und Beendigung der Organentnahme (Verzögerung/Ausdehnung)
>
> **Erscheinungsbild des Leichnams**
> - Kann sich durch die Entnahmeoperation verändern und vom ›friedlichen Eindruck‹ des hirntoten Patienten abweichen
> - Verabschiedung vom Leichnam ist wichtig, um die Endgültigkeit des Todes zu begreifen
> - Bei Abraten seitens des Bestatters, den Toten noch einmal zu betrachten, kann es zu belastenden Vorstellungen führen, wie der Leichnam nun aussieht

Die Härte des Todes und des Abschieds kann auch durch eine gute Gesprächsführung nicht gemildert werden. Auch bei bestmöglichem Ablauf bedeutet die Zustimmung zur Organentnahme eine zusätzliche Belastung für die Angehörigen. Von den 23 Hinterbliebenen von Organspendern, mit denen ich sprach, sind nur elf auch im Nachhinein überzeugt, die richtige Entscheidung getroffen zu haben. Acht Angehörige dagegen bereuten ihre Entscheidung und sind aufgrund ihrer Erfahrungen einer Organentnahme gegenüber negativ eingestellt. Vier Angehörige waren sich nicht sicher, ob sie sich erneut so entscheiden würden. Dies hing mit Zweifeln am Hirntod zusammen, dem Ablauf im

Krankenhaus und wie mit ihnen umgegangen wurde sowie mit dem Zustand des Leichnams nach der Organentnahme. Sechs Angehörige, mit denen ich sprach, waren aus verschiedenen Gründen nicht mit dem Hirntod konfrontiert, etwa da sie es nicht geschafft hatten, rechtzeitig in die Klinik zu kommen. Fünf dieser Angehörigen standen einer Organentnahme positiv gegenüber und keiner von ihnen äußerte Zweifel am Todeszeitpunkt. Die Konfrontation mit dem Hirntod scheint für die Hinterbliebenen also besonders schwierig zu sein. Seine Gleichsetzung mit dem Tod des Menschen stellt ein Kernproblem bei der Organspende dar.

Repräsentativ ist dieses Ergebnis zwar nicht, doch gibt es auch noch keine repräsentativen Studien für Deutschland zu diesem Thema. Zur retrospektiven Einschätzung der Organspende seitens der Angehörigen wurden lediglich zwei neuere, auf Fragebögen basierende Untersuchungen durchgeführt, und diese zeichnen ein positiveres Bild. In der für die DSO durchgeführten Erhebung des Psychologen Fritz A. Muthny und seiner Kollegen aus dem Jahr 2003 war zwar mehr als der Hälfte der Angehörigen die Entscheidung schwergefallen, nur elf Prozent waren jedoch mit der Behandlung im Krankenhaus unzufrieden. Muthny legt in seiner Studie zum Gespräch mit den Angehörigen potenzieller Organspender dar, dass »Befürchtungen im Hinblick auf den Verlust der Körperintegrität sowie die Tatsache, dass zum Zeitpunkt der Gesprächsführung der Tod des Angehörigen noch nicht als Realität akzeptiert werden kann«, maßgeblich sind (Muthny et al. 2004: 261). Er erläutert, dass diese Gründe in einem persönlichen Kontext zu sehen sind und wenig mit den in der Öffentlichkeit hervorgebrachten Argumenten gegen Organspende (wie Gefahr des Organhandels oder die Zuverlässigkeit der Hirntod-Diagnostik) zu tun haben. Trotz der überwiegend positiven Erfahrung der Hinterbliebenen kommen die Autoren zu dem Schluss, dass die Ergebnisse »sowohl für eine noch intensivere Unterstützung in dieser hochbelasteten Situation wie auch für weitere gezielte Personalfortbildung zur Verbesserung der psychosozialen Kompetenzen des Personals im Umgang mit den Angehörigen [sprechen]« (Muthny et al. 2003: 6). Nach einer anderen, ebenfalls für die DSO durchgeführten Befragung aus dem Jahr 2004 würden von 202 Spenderfamilien 88 Prozent einer Organentnahme erneut zustimmen. 59,9 Prozent der angefragten Spenderfamilien antworteten nicht. In Bezug auf die Repräsentativität dieser Ergebnisse sollte bedacht werden, dass sich eventuell gerade diejenigen, die unsicher sind oder negative Erfahrungen gemacht hatten, nicht an dieser Befragung beteiligten, die im Namen der DSO durchgeführt wurde. Die Autoren verweisen in dieser Studie übrigens darauf, dass »der langfristigen Betreuung von Angehörigen von verstorbenen Organspendern in Deutschland bisher keine große Bedeutung beigemessen wurde. Offizielle Formen der gesellschaftlichen Anerkennung fehlen« (Mauer et al. 2004: 39). Weitere bundesweite Studien wären notwendig, um ein umfassendes Bild zur retrospektiven Einschätzung der Organspende von Hinterbliebenen zu bekommen.

Von einer freien Entscheidung – und einer Spende im eigentlichen Wortsinne – kann letztlich nur bei einer Zustimmung zu Lebzeiten für den Fall des eigenen Todes gesprochen werden, bei umfassender Informiertheit über den Hirntod und die Hintergründe und Folgen der Organentnahme. Eine solche Entscheidung sollte Überlegungen darüber einschließen, wie die Angehörigen mit einer solchen Situation umgehen können. Herr E. – der einzige Hinterbliebene, mit dem ich sprach, bei dem ein ausgefüllter Organspendeausweis vorlag – meldete sich ausdrücklich mit dem Ziel, auf diese Problematik hinzuweisen. Seine Lebensgefährtin hatte sich aufgrund eines Hirnaneurysmas frühzeitig mit dem Thema »Organspende« auseinandergesetzt und sich im Falle ihres Todes damit einverstanden erklärt. Er berichtete, wie wichtig es für ihn gewesen war, in der Situation ihres Sterbens diese Entscheidung nicht treffen zu müssen: »Denn ich weiß heute sicher, ganz sicher, dass ich wohl schwerlich in dieser Situation darüber hätte entscheiden wollen, ich bin also der ganz, ganz festen Überzeugung, dass das jeweils jeder Mensch für sich entscheiden muss. Muss! Das ist auch das Anliegen gewesen, warum ich dies Gespräch mit Ihnen führe. ... Es ist einem Außenstehenden, wie nah er dem Organspender auch immer sein mag, nicht zuzumuten, über diese Situation zu entscheiden. ... Die Situation, da Abschied nehmen zu müssen, das ist, denke ich, der härteste Augenblick gewesen, aber dadurch ... erträglicher, dass ich diese Entscheidung nicht getroffen habe. Deshalb ist es heute leichter für mich, damit umzugehen.« Er hält deshalb die enge Zustimmungslösung, die besagt, dass jeder für sich selbst entscheiden muss, für den einzig gangbaren Weg; ist der Wille des hirntoten Patienten nicht bekannt, darf nicht entnommen werden. »Ich finde, dass möglichst viele Menschen, sofern sie dazu bereit sind, einer Organentnahme zustimmen sollten«, sagt Herr E. Den Angehörigen sollte eine solche Entscheidung jedoch nicht aufgebürdet werden, da sie seiner Meinung nach »gar nicht zustimmen können, weil sie in dieser Situation zwangsläufig überfordert sein müssen.«

Eine freie Entscheidung?

Die Zustimmung zur Organspende – eine freie Entscheidung? Aktuell wohl kaum. Um eine wahrhaft freie Entscheidung zu ermöglichen, ist eine verantwortungsvolle, ehrliche Information der Bevölkerung notwendig, die auch die problematischen Aspekte benennt. Erst damit ist gewährleistet, dass Angehörige den Raum und den Informationsstand für eine freie Gewissensentscheidung erhalten. Die Tatsachen, mit denen sich Angehörige auf einer Intensivstation konfrontiert sehen, werden im öffentlichen Diskurs vielfach ausgeblendet. ›Aufklärungsartikel‹ finden sich mittlerweile überall. Doch häufig werden nicht einmal die Tatsache des Hirntodes und die Art des Sterbens angesprochen, um die es hier geht. Da ist von »Organspende nach dem Tod« die Rede, aber nicht davon, dass es sich um einen ›Tod bei lebendigem Leib‹ handelt, so z.B. in der DAK-Versichertenzeitschrift, die mit keiner Silbe auf die Umstände der Spende oder Entnahme eingeht. Auf derselben Seite sagt Transplantationschirurg Eckhard Nagel in einem Interview mit der Zeitschrift, die Transplantationsmedizin sei »auf das Vertrauen der Bevölkerung angewiesen. Das bedeutet im Klartext: Der Staat muss seine Bürger umfassend informieren.« (DAK Magazin fit! 3/2008: 18 f.). Warum geschieht dies nicht genau hier, an dieser Stelle?

Betroffene erzählen mittlerweile in Zeitungsberichten, wie sehr sie das Überleben anderer Patienten tröstet und dass die Organspende dem sinnlosen Tod noch einen Sinn verleihe. Man hört aber nicht von den schmerzhaften Aspekten, die die Angehörigen zu verarbeiten haben; diese bleiben also auch weiterhin unvorbereitet und können etwaige durch eine Organspende auf sie zukommende Belastungen nicht in ihre Entscheidung einbeziehen.

Menschen verweigern ihre Zustimmung zur Organspende also auch, weil sie an die Grenze ihrer psychischen und seelischen Belastbarkeit kommen. Der Nationale Ethikrat (seit September 2007 Deutsche Ethikrat), ein Sachverständigenrat, der als biopolitisches Beratungsgremium Berichte und Gutachten im Auftrag von Bundesregierung und Deutschem Bundestag erarbeitet, erklärt in seiner Stellungnahme zur Transplantationsmedizin von 2007: »Die Bereitschaft zur postmortalen Organspende ist ethisch als die objektiv vorzugswürdige Alternative anzusehen« (29). Das ist eine deutliche moralische Bewertung und Verurteilung derjenigen Menschen, die aus den hier vorgetragen, oder anderen, etwa religiösen oder weltanschaulichen, Gründen einer Organspende nicht zustimmen (können). Der Veräußerbarkeit des menschlichen Körpers im Leben wie im Tod sind Grenzen gesetzt. Nicht allen Menschen ist es möglich, eine Organ- oder Gewebespende ihres verstorbenen Angehörigen zu verkraften. Dies als mangelnden Altruismus oder fehlende Nächstenliebe zu deklarieren ist ignorant, wenn nicht gar entwürdigend.

Eine der quälenden Fragen für Hinterbliebene ist die nach dem tatsächlichen Todeszeitpunkt, nach dem sogenannten Hirntod als eindeutigem Todeskriterium des Menschen. Noch in den 1990er Jahren wurden über dieses Konzept bzw. die Übereinkunft darüber, diesen Zustand als Tod des Menschen zu definieren, heftige Auseinandersetzungen geführt – namhafte Mediziner, Ethiker, Philosophen und Theologen rangen um Antworten. Zu einem gesellschaftlichen Konsens, gar einer Lösung des Problems ist es nicht gekommen, lediglich zu einer ›Überstimmung‹ der Gegenstimmen. Das Schweigen darüber heute ist beunruhigend, denn geklärt ist noch nichts, wie im siebten und achten Kapitel deutlich werden wird. Doch zuvor soll es im nächsten Kapitel um die Verabschiedung von verstorbenen Menschen gehen und welche Bedeutung dem Leichnam zum Verständnis des Todes zukommt.

6. Ohne Leichnam geht es nicht

> »Wenn ich meine Verantwortung gegenüber den Toten vergesse, dann vergesse ich sie auch gegenüber den Lebenden.« *Elie Wiesel*

»Schließlich bleibt eine Leiche zurück. Und erst ab diesem Moment entfaltet sich der unüberholbare Schrecken des Todes. Die Leiche, und mehr noch das Gesicht der Leiche, bilden den Anfang jener erschreckenden, fürchterlichsten Grenzerfahrung«, schreibt der Philosoph Thomas Macho, »denn erst jetzt ist der Kommunikationsabbruch wirklich zur unwiderruflichen Faktizität geworden« (1987: 408 f.). Nur über den Leichnam wird der Tod für uns fassbar, begreifen wir, dass die Beziehung zu dem nun verstorbenen Menschen eine vollständig neue Qualität angenommen hat. Die Erfahrung der Hinterbliebenen von Patienten im Hirntod bestätigen dies: diese Patienten können mit ihrer leibhaftig, lebendigen Präsenz den Tod nicht verkörpern. Sterbende sind sie wohl, aber Tote?

Wie wichtig die Verabschiedung vom Leichnam für das Begreifen des Todes und die Verarbeitung des unweigerlichen, endgültigen Verlustes eines Menschen ist, werde besonders an den Erfahrungen derjenigen deutlich, die dies nicht getan haben, schreibt die Journalistin Carmen Thomas: »Oft sind sie jahrelang mit einem Zweifel herumgeirrt, ob die betreffende Person überhaupt gestorben sei. Fast alle schildern einen besonders langen Trauerprozess mit all seinen Symptomen: Schlaflosigkeit, Depression, Unkonzentriertheit, Antriebslosigkeit, Gereiztheit und/oder Rückzug, Nahe-am-Wasser-gebaut-Sein in scheinbar unwichtigen Situationen und vor allem die Fata Morgana, den Toten oder die Tote dauernd irgendwo wiederzusehen« (1994: 22).

Die Verabschiedungs- und Trauerkultur hat sehr gelitten, seit das Sterben zu einem großen Teil in Krankenhäusern, Kliniken, Alten- oder Pflegeheimen stattfindet. In Deutschland verstirbt laut Statistischem Bundesamt fast die Hälfte aller Menschen im Krankenhaus (im Jahre 2008 waren es 48,1 Prozent). Wissen Sie von einem Todesfall – oder haben es gar selbst erlebt –, bei dem es noch zu einer Aufbahrung oder etwa einer Aussegnungszeremonie zuhause kam? Kaum jemand weiß um die Möglichkeit einer Aufbahrung in der eigenen Wohnung – auch heute noch und bis zu 36 Stunden nach Eintritt des Todes, noch weniger Menschen nehmen diese Möglichkeit wahr, um einen Abschied im Familienkreis zu gestalten. Auch bei Versterben im Krankenhaus darf der Leichnam vor der Bestattung noch einmal nach Hause überführt werden, um den Abschied in Ruhe und im engsten Kreis zu ermöglichen, etwas, was im Klinikalltag kaum zu bewerkstelligen ist. Denn gerade im Krankenhaus fristet die Verabschiedungskultur nach wie vor ein Schattendasein. Die Versorgung des Leichnams wird häufig immer noch vernachlässigt. Den Schwestern und Pflegern mag man es weniger verübeln, haben sie doch kaum genug Zeit, um die lebenden Patienten adäquat, wenn nicht gar mit menschlicher Anteilnahme zu pflegen. Ein Klinikseelsorger erzählte mir, er habe die Sache kurz entschlossen in die eigene Hand genommen und sich ausbilden lassen in der Herrichtung von Leichen. Seither legt er selbst Hand an bei der Herrichtung der Verstorbenen und erspart somit den Trauernden den Anblick eines lieblos entsorgten Körpers.

Obwohl die Verabschiedung vom Leichnam für die Hinterbliebenen und ihre Trauer also eine immense Bedeutung besitzt, wird ihnen dennoch häufig davon abgeraten. Man sagt ihnen, der oder die Verstorbene habe sich zu stark verändert, ohne jedoch zu erklären, warum er oder sie nun »nicht mehr so gut aussieht«. Zudem wird häufig versäumt, bereits im Vorfeld über diese mögliche Veränderung aufzuklären. Dieser Umstand hat es auch Herrn F. erschwert, mit der Organentnahme bei seiner Frau Frieden zu schließen: »Was mir keiner gesagt hat, was ich allerdings ein Versäumnis fand, und bei dem, was ich heute weiß, … ist das ein Punkt, wo mir Zweifel kommen: dass durch die Organentnahme … der Tote, … ich sage das jetzt mal so, nicht mehr so gut aussieht. Ich weiß nicht, in welchem Maße das war, oder ob das auch normalerweise ist. Das hat mir keiner gesagt. Das fand ich nicht ganz fair. … Es ist auch im Krankenhaus keiner da, der dir sagt, dass es für die Hinterbliebenen wichtig ist, den Toten nochmal tot zu sehen, wie er im Sarg liegt. Das sagt einem auch keiner. … In dem Moment, wo das passiert, steht man so sehr neben sich, … dass man da nicht daran denkt oder das auch nicht weiß.« Hier wäre also eine bessere Begleitung der Angehörigen notwendig. »Es war nachher so«, fährt er fort, »dass der Bestatter sagte, er würde sich ein Bild machen, ob man sie aufbahren sollte zum Angucken oder eben nicht. Der Bestatter sagte, als er zurückkam, in der Klinik hätte man ihm empfohlen, es nicht zu machen. Jetzt weiß ich nicht, warum sie das so entschieden haben. Das kann ich nicht beurteilen. … Das ist der Punkt, wo ich am Überlegen war, ob es richtig war? Wenn ich wüsste, dass sich durch die Organentnahme ihr Aussehen so verschlechtert hat, dass sie gesagt haben, das kann man nicht empfehlen, dann …

weiß ich nicht, wie ich entschieden hätte. Dann wäre es schwieriger geworden. ... Die Frage stellt sich mir nicht mehr. Aber das sind echte Versäumnisse. ... Das kann man im Nachhinein nicht korrigieren und das ist falsch«, schließt er seine Schilderung sichtlich bewegt.

Psychologen hingegen empfehlen, wann immer es geht, diesen Blick zu wagen, auch wenn der verstorbene Körper durch Unfall, Verbrennung oder Gewaltanwendung arg in Mitleidenschaft gezogen wurde. Denn die in der Phantasie entstehenden Bilder könnten die Realität in ihrer Schrecklichkeit übertreffen. Auch dem Ehepaar D. wurde davon abgeraten, ihren Sohn vor der Beerdigung noch einmal anzusehen, da er wohl sehr lieblos zurechtgemacht war. »Im Nachhinein denken wir, es wäre trotzdem richtig gewesen, zu gucken. Einfach um ihn nochmal tot zu sehen. ... So wird einem der tatsächliche visuelle Eindruck nach der Organentnahme vorenthalten. Aber es werden andere Bilder geliefert in der Fantasie. ... Und da wäre schon die Frage, was schlimmer ist.« Diese Erfahrung machte auch Frau E. nach dem Tod ihres erwachsenen Bruders. Die Bestatterin riet ihr ab, ihren Bruder ein letztes Mal zu betrachten. Noch ein Jahr danach verfolgten sie quälende Vorstellungen und Bilder – jede Nacht, die sie nicht zur Ruhe kommen ließen.

Auch nach einer Organentnahme wird das Betrachten des nun leblosen Körpers eigentlich empfohlen, gerade um die Endgültigkeit des Todes begreifen zu können. Doch auch das kann eine schmerzhafte Erfahrung sein, denn der Körper sieht nun vielleicht nicht mehr ganz so friedlich aus wie zuvor, lässt vielleicht erahnen, was mit ihm geschehen ist. Vor allem aber steht der Eindruck des nun kalten (sehr kalten, denn er kommt aus der Kühlkammer), starren Körpers in krassem Gegensatz zu dem warm durchbluteten ›lebenden Leichnam‹ auf der Intensivstation. Herrn R. beispielsweise hat sich der Anblick seines verstorbenen Sohnes nach der Organentnahme tief eingeprägt und vor seine anderen Erinnerungen an seinen Sohn gestellt: »Ich kriege dieses Bild nicht mehr aus dem Kopf raus. Das ist der Punkt. Ginge es raus, hätte ich damit keine Probleme. Aber ich habe das Bild im Kopf. Nun ist es schon so lange drin, dann wird es auch ewig drin bleiben.« Diese Eindrücke sind hartnäckig, nachhaltig und sollten sehr ernst genommen werden. Sie können zu schweren psychischen und seelischen Belastungen führen.

»Warum kennen wir die Totenwache?«, fragt Herr R. nach seiner Erfahrung, »das ist doch aus einer Erkenntnis von Bedürfnissen des Menschen entstanden. Man braucht eine längere Zeit zum Abschiednehmen, zum Begreifen … Zu diesem Abschied gehört auch diese Wärme einerseits und das Hinübergleiten, … das langsame Erkalten … das ist eine Erklärung des Todes. Damit nehmen Sie den Tod an. Und das ist uns genommen worden.« Nach dem Übergang vom Leben in den Tod – nicht nur des Körpers, sondern des Menschen, also seine geistige oder seelische Dimension – wagt man heute kaum noch zu fragen, ohne sich gleich obskur esoterischer oder gänzlich überholter Weltanschauungen verdächtig zu machen. Das war einmal anders – und ist es in manchen Kreisen immer noch. Es gibt die Vorstellung, dass die Seele oder die geistigen Aspekte eines Menschen eine gewisse Zeit, gar mehrere Tage brauchen, um sich vom Körper zu lösen. »[E]s findet in dem Menschen ein sehr intensiver Prozess statt. Nur weiß man eben nicht, wann die Ablösung stattfindet, aber man darf ihn nicht behindern«, sagt eine Bestatterin (nach Kneuper 1999: 58).

Doch auch ohne Bezug zur Transzendenz haben die überlieferten Traditionen ihren Wert. Sie sind »letzter Liebesdienst« an die Verstorbenen und ihre Würdigung, schenken ihm oder ihr ein letztes An-Sehen. Aber sie sind eben auch ganz besonders eine Hilfe für die Hinterbliebenen bei der Verarbeitung des Todes. Dieser werde so ›handgreiflich‹ bewusst und könne durch die so erfahrene Realität angenommen werden, erläutert die Soziologin Gisela Schiller. »Der Trennungsschmerz kann sich in den Symbolhandlungen des Abschieds besser ausdrücken und so auf diese Weise die einsetzende Trauerarbeit erleichtern« (Schiller 1991: 73). Wie so häufig erweist sich auch hier das Gute, das ich einem anderen tue, als Segen für mich selbst. Zeit mit dem Verstorbenen zu verbringen, Nähe zu spüren, ihn gar zu berühren sind wertvolle Schritte des Abschiednehmens, denn nun ist deutlich zu spüren, dass er wirklich ›nicht mehr da ist‹. Der leblose Körper erzählt noch eine Geschichte, vielleicht auch eine gemeinsame: die Hand, die uns zärtlich tröstete, eine Narbe, an deren Entstehen wir uns noch lebhaft erinnern können, Zeichen durchlebten Leides aufgrund schwerster Krankheit vielleicht, eines Leidens, das nun zur Ruhe gekommen ist. Es kann auch eine Zeit der letzten direkten Ansprache oder gar Anklage sein – einmal noch von Angesicht zu Angesicht –, um Unbereinigtes zu klären und zum Abschluss zu bringen.

Letzten Endes, und unabhängig von der Art der Beziehung zu dem oder der Verstorbenen, ist es der Tod, der uns im Leichnam der Verstorbenen als ›Lehrmeister‹ entgegenkommt. Ich selbst erinnere mich daran, wie mir eine unglaubliche Härte, Kälte und unbeugsame Präsenz entgegenschlug, als ich mich – nicht gänzlich unvorbereitet, aber zu diesem Zeitpunkt doch unerwartet – mit dem Leichnam eines Menschen konfrontiert sah, den ich in der letzten Phase seines Lebens begleiten durfte; eine unbeugsame und gnadenlose Präsenz des Todes, die mich aufrüttelte und immer weiter fragen ließ – nach dem Leben, nach dem Tod und dem darüber hinaus ...

Die Leiche als Objekt der Trauer? Wir sind ja schon zu Lebzeiten längst nicht mehr ›ganz echt‹: mit Prothesen, Silikonpolstern, künstlichen Hüft- und Kniegelenken oder Herzschrittmachern. Wie viel muss denn noch übrig sein vom ›natürlichen‹ Körper, um neben ihm und mit ihm zu trauern? »Es lässt sich leicht sagen, mir ist es völlig egal, was mit mir nach meinem Tod passiert, ich merke davon ja nichts. Man lässt dabei die Hinterbliebenen völlig außer Acht. Und für die kann es wichtig sein, dass sie wissen, da liegt kein ausgeweideter Kadaver, sondern da liegt der Mensch, den wir kannten, wie er zumindest äußerlich jetzt auch noch so in etwa erkennbar war«, erklärt Herr G. »Ich denke, das ist eine Sache, die viele sehr stark ausblenden. Sie sehen diesen rein materiellen Teil und alles andere ist ihnen egal. Nur okay, dann ist jemand tot und die anderen müssen damit weiterleben ihr ganzes Leben. Das kann ganz schnell zu so einer Art Fluch werden.«

Die Grenze kann letztlich nur jeder für sich selbst erkennen. Jeder muss für sich selbst entscheiden, ob es ihn oder sie stört, wenn – im Falle einer Organspende – Herz, Leber, Niere, Lunge nicht mehr im Körper sind, und sie mit Füllmaterial ersetzt wurden, oder ob er oder sie – im Falle einer Gewebespende – damit leben kann, dass die Augäpfel nun aus Glas (wenn auch in der richtigen Farbe) sind, die Oberschenkelknochen durch Besenstiele ersetzt wurden oder gar statt der Arme nur Prothesen dort liegen. Wir sind schon ganz schön hart im Nehmen, doch Grenzen gibt es allemal … ›Die ewig Gestrigen‹, mag manch' einer sagen bei diesen Bedenken, ›wie schrecklich altmodisch‹. Mag sein. Vielleicht werden aber auch diese Gedanken einmal wieder modern?

7. Hirntod oder die Grenze zwischen den Lebenden und den Toten

Tod bei lebendigem Leib – wie kann es sein, dass ein Mensch als verstorben gilt, obwohl sein Körper noch lebendig ist? Wie kam es dazu und wie stellt sich die Situation heute dar?

Exakte Grenzziehung zwischen Leben und Tod

Dazu müssen wir zurückgehen in die 1950/60er Jahre. Im Dezember 1967 verpflanzte der südafrikanische Chirurg Christiaan Barnard das erste menschliche Herz, die Spenderin war eine junge Frau, die durch einen Verkehrsunfall ein irreversibles Hirnversagen erlitt. Etwa ein halbes Jahr später veröffentlichte ein *Ad-hoc-Komitee* der Harvard Medical School ein Papier, in dem das vollständige Versagen des Gehirns mit dem Tod eines Menschen gleichgesetzt wurde. In der Intensivmedizin sah man sich mit dem Phänomen des irreversiblen Hirnversagens bei intensivmedizinisch behandelten Patienten schon vorher konfrontiert: die französischen Mediziner Mollaret und Goulon bezeichneten es bereits Ende der 1950er Jahre als *coma dépassé*, als irreversibles Koma (Spirgatis 1997: 51). Das ist ein bedeutender Unterschied zu Menschen im Wachkoma, dem apallischen Syndrom, bei dem mittlerweile auch nach Jahren unerwartete Veränderungen und Erwachen aus dem Koma möglich sind. Mit dem *coma dépassé* wurde ein Syndrom bezeichnet, das sich durch ein ganzes Konglomerat an Symptomen beim Patienten zeigte, wie dem Ausfall der Hirnstammreflexe, Ausfall der Spontanatmung und Vorliegen eines tiefen Komas (Zieger 2006: 164 ff.). Diese Symptome zusammen wurden als Hinweis dafür genommen, dass das Gehirn seine Funktion vollständig aufgegeben hat und sich in einem unumkehrbaren Zersetzungsprozess befand. Das heißt: eine Rückkehr ins Leben konnte ausgeschlossen werden, die Patienten würden ohne intensivmedizinische Behandlung – und über kurz oder lang auch mit intensivmedizinischer Behandlung – sterben. Mollaret und Goulon erläuterten dieses Phänomen, fragten nach seiner Bedeutung und wie man es diagnostizieren könnte; sie setzten es aber *nicht* mit dem Tod des Menschen gleich, wie der Neurologe Wilhelm Rimpau (1996) betont.

Dieser Schritt geschah erst 1968 mit dem Bericht des Harvard-Ad-hoc-Komitees, das den Status von Patienten im irreversiblen Zustand klären sollte: sie setzten diesen Zustand mit dem Tod des Menschen gleich (ein Urteil, dem sich die Deutsche Gesellschaft für Chirurgie damals anschloss). Das Hirntod-Syndrom selbst existierte also unabhängig von der Transplantationsmedizin, seine Gleichsetzung mit dem Tod jedoch war neu und stand durchaus im Zusammenhang mit möglichen Organentnahmen bei diesen Patienten. Der Bezug wurde explizit in dem Bericht selbst hergestellt, denn als Begründung für die Gleichsetzung dieses Zustandes mit dem Tod heißt es dort: »(1) Verbesserungen bei lebensrettenden und -erhaltenden Maßnahmen führten zu steigenden Anstrengungen der Lebensrettung bei Schwerverletzten. Manchmal sind diese Anstrengungen nur teilweise erfolgreich, so dass das Resultat ein Individuum ist, dessen Herz weiterhin schlägt, dessen Gehirn jedoch irreversibel geschädigt ist. Es ist eine große Belastung für Patienten, die einen irreversiblen Verlust ihrer Einsichtsfähigkeit [*intellect*] erleiden, für ihre Familien, für die Kliniken und für jene, die die Klinikbetten benötigen, welche bereits von diesen komatösen Patienten belegt werden. (2) Frühere Kriterien der Todesdefinition können zu einer Kontroverse bei der Beschaffung von Organen für Transplantationen führen« (zitiert nach der Übersetzung von Spirgatis 1997: 53). Dies war das entscheidende Argument, das die präzise Grenzziehung erforderlich machte.

Die Feststellung des irreversiblen Hirnversagens war also zunächst ein Kriterium dafür, bei einem nicht mehr zu rettenden Patienten unnötige weitere intensivmedizinische Maßnahmen einstellen zu können. Es zeigte an, dass sich dieser Patient unwiderruflich in der letzten Phase des Sterbens befindet und eine Rückkehr ins »normale« Leben ausgeschlossen werden konnte. Dazu musste dieser Zustand aber noch nicht als Todeszeitpunkt definiert werden. »Erst durch diese Liaison [mit dem Anliegen der Transplantationsmedizin, Anm. VK] entsteht ein Zwang, die neue Begrenzung der Behandlungsmöglichkeiten definitiv im Sinne eines Todeskonzepts zu verstehen«, erläutert die Soziologin Gesa Lindemann. »Das Anliegen der Transplantationsmedizin, Organe möglichst gut erhalten aus einem menschlichen Körper zu entnehmen, macht eine qualitativ neue Präzision in der Grenzziehung zwischen Lebenden und Toten erforderlich« (Lindemann 2002: 107). Denn zur Entnahme solider Organe wie Herz, Leber oder Lunge müsse zweifelsfrei feststehen, dass sie einem Toten entnommen werden. Mit dieser Gleichsetzung aber verschiebe sich die Grenze zwischen den Lebenden und den Toten, so Gesa Lindemann weiter. Menschen, die zuvor zu den Sterbenden, und somit immer noch zu den Lebenden gehörten, gelten nun als tot.

Die Diskussion um den Todeszeitpunkt eines Menschen ist jedoch sehr viel älter. Spätestens seit Mitte des 18. Jahrhunderts weiß man, »dass der Übergang zum Tod aus biologisch-physiologischer Sicht Unschärfen hat«, so der Rechtsmediziner Burkhard Schellmann, auch wenn aus sozialem und rechtlichem Bedürfnis heraus eine zeitlichpunktuelle Fixierung der Grenze zwischen Leben und Tod notwendig erschien (2000: 28). In den 1950er Jahren sorgte die Möglichkeit der künstlichen Beatmung erneut für Verunsicherung. Die bis dato geltenden Zeichen beginnenden Sterbens (Aussetzen der ›natürlichen‹ Atmung und der Herztätigkeit) galten nun nicht mehr, denn sie konnten jetzt künstlich ersetzt werden: »Mit dem diskursiven und technischen Gelingen der Langzeitbeatmung sah man sich Patienten gegenüber, für die nicht entschieden werden konnte, ob sie mehr auf der Seite des Lebens oder der Seite des Todes standen, d. h. ob sie weiter zu behandeln waren oder nicht«, so der Arzt und Medizinhistoriker Sebastian Schellong (2001: 205). Die Frage »Lebt ein Mensch, auch wenn er dies nur mit technischer Hilfe tut?« wurde damals mit ›Ja‹ beantwortet.

Der zunehmende medizinische Erkenntnisgewinn führte zu einer immer weiteren Aufsplitterung des Todes. So bemerkt der Soziologe Michel Foucault: »Der Tod ist also vielfältig und zeitlich gestreut: er ist nicht jener absolute und privilegierte Punkt, an dem die Zeiten anhalten und kehrtmachen; wie die Krankheit hat er eine sich vielfältig verzweigende Gegenwart, deren verschlungenen Wegen die Analyse im Raum und in der Zeit nachgehen kann; ganz allmählich löst sich, hier und da, ein Knoten nach dem andern auf, bis das organische Leben, zumindest in seinen Hauptformen weicht; denn noch lange nach dem Tod des Individuums kommen kleine und partielle ›Tode‹, um die hartnäckigen Inselchen des Lebens aufzulösen« (1999: 156). Das Thema sei deshalb so brisant, da es zum einen an unseren existenziellen Grundfragen rüttelt und zum anderen in eine Grenzsituation führt, meint der Neurologe Andreas Zieger. »Könnte es sein«, so fragt er weiter, »dass der Tod deshalb so sauber und definitiv bestimmt werden muss, damit wir unsere Ängste vor der Unbestimmtheit des Todes und dem Ausgeliefertsein in dieser Grenzsituation nicht wenigstens rational-definitorisch in den Griff bekommen wollen?« (Zieger 2008).

Die Diagnose ›tot‹ als sozialer Akt

Mit dem Phänomen des »vielfältigen und zeitlich gestreuten Todes« konnten und können menschliche Gesellschaften nicht umgehen. Für sie ist der Tod eines ihrer Mitglieder eine Krise, die unkontrolliert aus der ›Natur‹ über sie hereinbricht. Allen Kulturen gemeinsam, so zeigen ethnologische Studien, ist der Versuch, die Kontrolle über diese physiologischen Prozesse zu erlangen. Dies geschieht über die kulturellen Deutungsmuster ›natürlicher‹ Prozesse, die in Ritualen (d. h. festgelegte, mit besonderer Bedeutung versehene soziale Handlungen) ausgedrückt werden; so bestimmt die Gemeinschaft und nicht der Tod darüber, wann eines ihrer Mitglieder endgültig aus ihrem Kreis ausgeschlossen wird.

Ein Beispiel: Im alten Indien galt ein Mensch erst dann als vollständig verstorben, wenn sein Schädel während der

Leichenverbrennung vom Haupttrauernden mit einem Stock zerschlagen wurde, um die Seele aus dem Körper zu befreien. Erst zu diesem Zeitpunkt verwandelt sich der oder die Verstorbene in einen Ahnengeist, und nur durch diesen gewaltvollen Eingriff, so der Ethnologe Jonathan Parry, wird das Leben, das in gewisser Weise im Körper noch vorhanden war, vollends beendet (1989: 506). Die Ausgliederung einer Person als »tot«, so das überraschende Fazit ethnologischer Studien, muss nicht mit dem biologischen Tod des Körpers zusammenfallen. Aber selbst in westlichen und zeitgenössischen Gesellschaften ist die Definition des Todes nicht »naturgegeben«, sondern über kulturelle Vereinbarungen festgelegt. »Jede Diagnose ist ein sozialer Akt«, stellt der Soziologe Jean Ziegler fest, also die Handlung eines sozialisierten Menschen, der dies gemäß den Vorstellungen der Gesellschaft tut, in der er lebt. »Mit anderen Worten, zu sagen ein Mensch sei tot, heißt, eine zutiefst soziale Handlung vornehmen« (Ziegler 2000: 84).

Eine Todesdefinition ist also immer ein sozialer Akt, mit dem die als tot geltenden Mitglieder aus einer Gesellschaft ausgegliedert werden. Vorstellungen zum Tod und zum Umgang mit verstorbenen Körpern sind, so zeigen ethnologische Studien, immer verbunden mit Normen, Werten und Zielen der menschlichen Existenz. Sie sind die Grundfeste des jeweiligen kulturellen Orientierungssystems in der Welt, die als ›natürlich‹ und selbstverständlich gelten. Das erklärt, warum Veränderungen in diesem Bereich zu so großen Irritationen führen. Dass dieser Akt ein sozialer und kein ›natürlicher‹ ist, wird erst dann deutlich, wenn die bis dato gültigen Annahmen, wer als ›tot‹ zu gelten hat, verändert werden.

Das gilt auch für unsere Gesellschaft. Auch bei uns muss

der Tod eines Menschen in einem Ritual, einem sozialen Akt festgelegt werden: mit Feststellung des Todes durch einen Arzt und die Ausstellung eines Totenscheins (zu der er verpflichtet ist). Bis in die jüngste Zeit geschah das immer angesichts eines toten Körpers, heute jedoch auch angesichts der lebenden Körper von Patienten im irreversiblen Hirnversagen. Dazu noch einmal Gesa Lindemann: »Das Hirntodkonzept ist im Selbstverständnis der beteiligten Ärzte zunächst nicht mehr, aber auch nicht weniger als die Annahme, daß den technischen Möglichkeiten der medizinischen Behandlung Grenzen gesetzt sind. Die Begrenzung der Behandlungsmöglichkeiten eröffnete zum erstenmal, seit in Europa die Grenzen des Sozialen anhand der Unterscheidung lebender Mensch anders gezogen wurden, die Möglichkeit, diese Grenzen so festzulegen, daß auch Menschen, deren Herz noch schlägt, aus dem Bereich des Sozialen herausfallen« (Lindemann 2002: 107). Sie sind nun aus der sozialen Gemeinschaft der Lebenden ausgeschlossen und können so zum Objekt fremdnütziger Zwecke werden.

Beim Ausstellen eines Totenscheins gibt ein Arzt den *vermuteten* Todeszeitpunkt an, so er nicht selbst zugegen war oder ein solcher von den Angehörigen eindeutig angegeben wird. Er bestätigt also *im Nachhinein* und dann ganz sicher, dass der Mensch verstorben ist. Die im Kontext der Transplantationsmedizin geforderte präzise Grenzziehung zwischen Leben und Tod ist jedoch mit der naturwissenschaftlich erfassbaren Wirklichkeit nicht zu vereinbaren, stellt der Rechtsmediziner Hans-Bernhard Wuermeling fest: »Der Abgrenzung (Definition) von Leben und Tod, die sozial erforderlich ist, entspricht in der naturwissenschaftlich erfassbaren Realität keine scharfe Grenze. Sichere Todeszeichen können nur ex post den bereits eingetretenen Tod beweisen« (2000: 35). Der Übergang in den Tod selbst ist ein Prozess, erst im Nachhinein lässt sich sagen, welcher der letzte Atemzug war, welcher der letzte Herzschlag und ob diesem nicht doch noch durch Reanimation weitere gefolgt sind.

Und noch etwas ist anders beim Hirntod: als *Zeitpunkt des Todeseintritts* wird der Abschluss der Hirntod-Diagnostik angegeben. Festgestellt wird also nicht der Zeitpunkt des *eintretenden*, sondern der Zustand des *bereits eingetretenen* Todes, von dem der genaue Zeitpunkt nur vermutet werden kann. »Dennoch gilt der Tod mit der zweiten Unterschrift unter das Hirntodprotokoll als eingetreten«, so der Neurologe Andreas Zieger (2008). Der Hirntod als Tod des Menschen ist also eine soziale Übereinkunft, seine Feststellung ein sozialer Akt, der Menschen im irreversiblen Hirnversagen aus der Gemeinschaft der Lebenden ausschließt und so zum Nutzen Dritter verfügbar macht.

Hirntod – das zugrunde liegende Menschenbild

Was sind nun die Grundannahmen, die hinter dem Konzept »Hirntod als Tod des Menschen« stehen? Es können hier nur die wesentlichen Argumente und Charakteristika dieser Ansicht dargelegt werden. Ihr liegen – bei Befürwortern wie Gegnern – lange philosophische, theologische, juristische und medizinische Diskussionen zugrunde. Wer sich näher damit befassen möchte, sei auf die entsprechende Literatur im Anhang verwiesen.

Aus biomedizinischer Sicht – und der Sicht anderer befürwortender Stimmen zum Hirntod als Tod des Menschen – ist der Mensch maßgeblich durch seine Gehirnfunktionen bestimmt. Personales Leben findet im Gehirn statt. Sind diese Funktionen irreversibel verloschen, so gilt auch die Person als verstorben. Die Lebendigkeit des Körpers wird lediglich als Zeichen biologischer Prozesse gesehen, die nichts mit dem individuellen, personalen Leben zu tun haben. Ein Mensch im irreversiblen Hirnversagen, so die Befürworter dieser Sicht, kann nicht mehr denken, fühlen, handeln oder wahrnehmen. Sinnbildlich und insbesondere für medizinische Laien eindrücklich zeigt sich dies im Null-Linien-EEG, das keinerlei verbleibende Gehirnaktivitäten mehr verzeichnet. Sein medizinisch-diagnostischer Wert ist jedoch beschränkt, auch ist selten ein vollständiges Null-Linien-EEG nachzuweisen (Wiesemann 2006: 90). »Nach dem Ausfall des Steuerungsorgans Gehirn bleibe lediglich ›vegetatives Leben‹ übrig in einem Restkörper, einer ›Teilsumme von Organen‹, einem ›Organkonglomerat‹«, fasst die Soziologin Martina Spirgatis (1997: 59) die Sicht der Befürworter des Hirntod-Konzeptes zusammen.

In einfachen Worten, für medizinisch nicht Vorgebildete, wird in einer von der DSO veröffentlichten *Erklärung deutscher wissenschaftlicher Gesellschaften* zum Hirntod erläutert: »Es gibt nur einen Tod, aber verschiedene Ursachen, Eintrittsweisen, Zeichen und Nachweisverfahren dieses einen Todes« (1994: 5). Dieser Tod sei gewiss eingetreten, wenn alle Zellen eines Körpers abgestorben sind. »Aber ebenso gewiß ist ein Lebewesen schon dann tot, wenn es für immer die Lebensmerkmale verloren hat, die es als Lebe-Wesen kennzeichnen. […] Alle Lebensmerkmale, die ein höheres Lebewesen kennzeichnen, entstehen durch die Tätigkeit seines Gehirns« (ebd.: 6). Was sind nun die Lebensmerkmale eines Menschen, die sich nach dieser Auffassung am Gehirn festmachen lassen? Da heißt es weiter: »Beim Menschen ist das Gehirn zudem die notwendige und unersetzliche körperliche Grundlage für das stofflich nicht fassbare Geistige. Wie auch immer der menschliche Geist, die menschliche Seele und die menschliche Person verstanden werden: Ein Mensch, dessen Gehirn abgestorben ist, kann nichts mehr aus seinem Inneren und aus seiner Umgebung empfinden, wahrnehmen, beobachten und beantworten, nichts mehr denken, nichts mehr entscheiden. Mit dem völligen und endgültigen Ausfall der Tätigkeit seines Gehirns hat der betroffene Mensch aufgehört, ein Lebewesen in körperlich-geistiger oder in leiblich-seelischer Einheit zu sein. Deshalb ist ein Mensch tot, dessen Gehirn völlig und endgültig ausgefallen ist« (ebd.: 7).

Die offizielle Position der Kirche bestätigt diese medizinische Auffassung. Die Deutsche Bischofskonferenz und der Rat der Evangelischen Kirche in Deutschland haben bereits 1990 hierzu eine gemeinsame Erklärung abgegeben, in der sie die medizinische Sicht übernehmen und den Hirntod als Todeskriterium für den Menschen akzeptieren. Sie bezeichnen darin Organspende als Akt der christlichen Nächstenliebe, in der »noch über den Tod hinaus etwas spürbar werden [kann] von der ›größeren Liebe‹ (Joh. 15, 13), zu der Jesus seine Jünger auffordert« (1990: 23). Insbesondere für Katholiken galt es zu klären, welche Bedeutung der verstorbene Körper für die Wiederauferstehung hat: »Nicht an der Unversehrtheit des Leichnams hängt die Erwartung der Auferstehung der Toten und des ewigen Lebens, sondern der Glaube vertraut darauf, dass der gnädige Gott aus dem Tod zum Leben auferweckt«

(ebd.: 20). Dem stehe auch ein verstümmelter Leichnam oder ein Leichnam nach Organentnahme nicht entgegen. Papst Johannes Paul II. hat auf dem 18. Internationalen Kongress der *Transplantation Society* in Rom im Jahr 2000 die Einschätzung von Organspende als Akt der christlichen Nächstenliebe und die Akzeptanz des Hirntodes als Todeskriterium bestätigt. Wie bereits erwähnt, bekennt sich auch Papst Benedikt XVI. dazu.

Wie aber vollzieht sich der Übergang eines Menschen in den Tod? Und was ist mit der Seele? Schon immer hat man sich in Religion und Philosophie Gedanken darüber gemacht, wie der Ablöseprozess der Seele vom Körper aussieht. Die Medizin weiß darauf keine Antwort. Ihr genügt es, dass das Gehirn als Sitz der personalen Identität des Menschen nicht mehr funktioniert und somit der restliche, noch lebende Körper seine Identifikation mit einer Person verloren hat. Um noch einmal das Maschinenmodell zu bemühen: Der Körper eines hirntoten Patienten wäre vergleichbar einem Auto mit laufendem Motor, in dem kein Fahrer mehr sitzt. Der noch lebende Körper wird nach Absterben des Gehirns als reine Biomaterie verstanden. Doch nicht alle stimmen mit dieser Sichtweise überein.

Kritik am Hirntod als Tod des Menschen

Neben den Befürwortern des Hirntod-Konzeptes gibt es auch Kritiker, die die Auffassung vertreten, dass ein Mensch *nicht* allein über seine kognitiven Fähigkeiten zu definieren ist. Ihrer Ansicht nach handelt es sich beim Menschen um eine leib-seelische Einheit, das bedeutet, solange der Körper noch nicht vollständig verstorben ist, existiert auch noch die Person. Vertreter dieses Menschenbildes lehnen die Vorverlegung der Grenze zwischen Leben und Tod ab. Die Phase, in der sich ein hirntoter Mensch befinde, ist ihrer Sicht nach dem Sterben zuzuordnen. Ein solcher Mensch bedürfe deshalb Achtung, Schutz und Würde und dürfe nicht ohne weiteres zum Nutzen Dritter freigegeben werden.

Kritisch beurteilt wird auch, dass der Medizin die Definitionsgewalt über Leben und Tod gegeben wird. Der Philosoph Hans Joachim Türk ist der Ansicht: »Es ist unbestritten, dass die Feststellung von Kriterien, die einen bestimmten Zustand im Verlauf des Sterbens bis hin zum unwiderruflichen und endgültigen Tod erkennen lassen, eine Sache der medizinischen Wissenschaft und Praxis ist. Allerdings bieten hier die neueren Erkenntnisse eher weniger als mehr Gewissheit. Aber die Definition des Todes selbst geht über empirische Feststellungen hinaus. Der Begriff, das Verständnis oder gar das Wesen des Todes hängt von kulturellen, religiösen und philosophischen Ideen und Traditionen ab. Das Wesen des Todes ist auch nicht ohne das Wesen des Lebens und das des Menschens zu klären« (1997: 23).

Der Theologe Johannes Hoff und der Arzt Jürgen in der Schmitten schließen sich dieser Ansicht an: Der Tod sei kein naturwissenschaftliches Faktum, sondern ein soziokulturelles Phänomen. Ihre Kritik am Hirntod-Konzept fassen sie folgendermaßen zusammen: »Die Tatsache, dass sich die Achtung vor dem anderen immer auch in der Anerkennung seiner leiblichen Präsenz niederschlägt, widersteht dem Versuch, die Personalität des Menschen im Gehirn zu lokalisieren und [...] von seiner leiblichen Existenz zu isolieren« (Hoff/in der Schmitten 1994, zitiert nach Spirgatis 1997: 80). Zu viel dieses Leibes sei eben noch lebendig, bestätigt auch der Hirnforscher und Philosoph Detlef B. Linke: »Kann ein Mensch als tot angesehen werden, wenn 97 Prozent seiner Körperzellen noch funktionieren, aber nur die 3 Prozent, die sein Gehirn ausmachen, ausgefallen sind?« (Linke 1993: 115). Der Herzchirurg Kurt Stapenhorst kritisiert die Annahme, dass der Hirntod auf unumstößlichen naturwissenschaftlichen Erkenntnissen beruhe. Seiner Ansicht nach hätten seine »Verfechter im Gegenteil den Boden naturwissenschaftlicher Erkenntnis verlassen und [...] an Stelle von naturwissenschaftlichen Kriterien eine anthropologische Bewertung gesetzt« (1999: 33).

Am augenfälligsten drängt sich diese Frage nach der Grenze zwischen Lebenden und Toten bei schwangeren Frauen im irreversiblen Hirnversagen auf. 1992 hat das »Erlanger Baby« für Aufsehen in der Öffentlichkeit gesorgt. Die 19-jährige Marion Ploch, die bei einem Autounfall schwerste Schädel-Hirn-Verletzungen davontrug, wurde auch nach Eintreten des Hirntodes weiter intensivmedizinisch behandelt. Man wollte so das Überleben des Fötus (sie war in der 15. Schwangerschaftswoche) sichern. Nach fünf Wochen, die komplikationslos verlaufen waren, kam es zu einer plötzlichen Fehlgeburt (Schlake/Roosen 2001: 82-85). Man könne ein Baby doch nicht in einer Toten heranwachsen lassen, hieß es auf der einen Seite. Anderen dagegen schien die Fortsetzung der Schwangerschaft ein deutliches Zeichen für noch vorhandenes Leben bzw. Lebensfähigkeit zu sein, für das der Körper integrative Fähigkeiten haben müsse. Ebenso sei die plötzliche Fehlgeburt, die der Körper der Marion Ploch durchführte, weil das Kind in ihr gestorben war, als Leistung des Lebens zu interpretieren (Jonas 1994: 21-27). Es sind andere Fälle belegt, in denen bei Frauen im Hirntod eine Schwangerschaft in fortgeschrittenerem Stadium bis hin zur Geburt eines lebensfähigen Kindes weitergeführt werden konnte (Schlake/Roosen 2001: 84, Hinrichsen 1994).

Christliche Gegenpositionen zur Hirntod-Konzeption sind in der deutschen Öffentlichkeit selten zu hören, doch es gibt sie. So zum Beispiel Kardinal Meisner: »Wir Christen nämlich sehen den Menschen nicht bloß einseitig von seinem geistigen Aspekt her, wie es heute wieder gefährlich in Mode kommt. Für uns, die wir an die Fleischwerdung Gottes glauben, ist der Mensch leib-seelische Einheit. Der Tod des Menschen ist dann der endgültige Zusammenbruch dieser Einheit, die Trennung von Leib und Seele. Daß diese Einheit des Organismus in seiner funktionellen Ganzheit aber beim apparativ unterstützten hirntoten Menschen nicht mit der Sicherheit ausgeschlossen werden kann, die für eine Todesfeststellung gefordert ist, das ist inzwischen gut belegt. Daher ist das sogenannte Hirntodkriterium, das heißt letztlich die Identifikation des Hirntods mit dem Tod des Menschen, beim heutigen Stand der Debatte nicht mehr zu halten« (1997).

Die medizinischen, gesellschaftlichen und politischen Diskussionen um den Hirntod im Vorfeld der Verabschiedung des Transplantationsgesetzes im Jahre 1997 zeigten, wie problematisch die ganze Sache ist. Befürworter und Gegner des Hirntod-Konzeptes lieferten sich heftige Debatten, die auch vor gegenseitigen Mordvorwürfen nicht zurückschreckten. Die Transplantationsmedizin wollte »Rechtssicherheit«, um nicht in den Verdacht zu geraten, bei Lebenden Organe zu entnehmen. Doch sie wollte auch Zweifel in der Bevölkerung am »Hirntod als Tod des Menschen« zerstreuen und so die Organspenderate erhöhen (was nicht funktioniert hat).

Mit der Verabschiedung des Transplantationsgesetzes wurde der Medizin und dem Staat Definitions- und Entscheidungsgewalt über den Tod gegeben. Bis zu diesem Zeitpunkt war offenbar kein Gesetz nötig gewesen, das festlegte, wann ein Mensch als tot zu gelten hat. Als entscheidend und dominierend in der Diskussion um das Gesetz zeigte sich letztlich das medizinische Expertenwissen, das zur Feststellung dieser Form des Todes schließlich unentbehrlich ist. In der Öffentlichkeit wird von »unumstößlichen Todeskriterien« gesprochen, die eindeutig und unzweifelhaft festgestellt werden können; da habe sich im Vergleich zum herkömmlichen Tod durch Herz-Kreislauf-Versagen nichts geändert, nur der medizinische Kenntnisstand sei heute eben so weit fortgeschritten, dass man den Tod auch bei noch vitalem Körper diagnostizieren kann. Innerhalb der Medizin ist die »Unumstößlichkeit« und »Eindeutigkeit« der Hirntod-Diagnose und ihrer Kriterien trotz gegenteiliger Beteuerungen in der breiten Öffentlichkeit allerdings noch immer umstritten: »Hirntod – gut etabliert, aber immer noch ungelöst«, heißt es da aus den medizinischen Reihen selbst (Capron 2001). Hierzu mehr im nächsten Kapitel.

8. Medizinische (Un-)Gewissheiten – Diskussionen über den Hirntod

Seit im Jahr 1997 das Transplantationsgesetz verabschiedet wurde, ist gesichert, dass eine Organentnahme nur dann erlaubt ist, wenn »der Tod des Organspenders nach Regeln, die dem Stand der Erkenntnisse der medizinischen Wissenschaft entsprechen, festgestellt ist« (TPG §3 Abs. 1 Nr. 2). Ausgenommen davon sind die Lebendspende bei Niere, Leber- oder Lungensegmenten und die Knochenmarkspende. Für die »Richtlinien zum Stand der Erkenntnisse der medizinischen Wissenschaft« ist laut TPG §16 Abs. 1 die Bundesärztekammer zuständig. Dazu muss gewährleistet sein, dass »bei dem Organspender der endgültige, nicht behebbare Ausfall der Gesamtfunktion des Großhirns, des Kleinhirns und des Hirnstamms nach Verfahrensregeln, die dem Stand der Erkenntnisse der medizinischen Wissenschaft entsprechen, festgestellt ist« (TPG §3 Abs. 2 Nr. 2) – bei noch aufrechterhaltenen Herz-Kreislauf-Funktionen, da sonst die Organe nicht zu verwenden wären. Das heißt: 1. der Organspender muss tot sein, doch sein Körper muss noch leben; 2. als tot gilt er, wenn die Gehirnfunktionen irreversibel ausgefallen sind; 3. wann dies der Fall ist, entscheidet die Ärzteschaft.

Die Hirntod-Diagnostik

Die Informationen im folgenden Abschnitt beruhen auf der von der Deutschen Stiftung Organtransplantation (DSO) herausgegebenen Veröffentlichung *Der Hirntod als der Tod des Menschen* (Schlake/Roosen 2001). Bevor eine Hirntod-Diagnostik vorgenommen wird, muss ausgeschlossen werden, dass bei dem entsprechenden Patienten auf einer Intensivstation ein Kreislaufschock, Vergiftungen, Unterkühlungen, Stoffwechselentgleisungen oder bestimmte medikamentöse Vorbehandlungen vorliegen, die eine derartige, aber reversible Hirnfunktionsstörung auslösen könnten.

Medizinisch nachweisbar ist das unumkehrbare Versagen des Gehirns zum einen durch bestimmte beobachtbare Symptome wie tiefes Koma, fehlende Reflexe des Hirnstamms und fehlende Spontanatmung. Die fehlenden Hirnstammreflexe zeigen sich dadurch, dass beide Pupillen sich bei starkem Lichtreiz nicht mehr verändern (Lichtstarre), die Augäpfel bei ruckartiger Bewegung des Kopfes unverändert in der Ausgangsstellung bleiben (okulozephaler Reflex), sich das Augenlid bei Berühren der Augenhornhaut nicht verschließt (Kornealreflex), kein Würgereiz durch Berühren der Rachenhinterwand hervorgerufen wird und Schmerzreize im Gesicht keine Muskelreaktionen hervorrufen.

Neben diesen Methoden gibt es medizinisch-technische Verfahren, die einen vollständigen und irreversiblen Ausfall der Gehirnaktivität nachweisen sollen, etwa das EEG (Elektroenzephalogramm), die Angiographie (röntgenologische Darstellung der Blutgefäße mithilfe der Gabe eines Kontrastmittels – diese Methode wird kaum noch angewandt, da die Gefahr besteht, dadurch das zu Diagnostizierende erst hervorzurufen), die Doppler-Sonographie, Hirnszintigraphie oder Computertomographie (CT). Die Verfahren dienen dazu, auf unterschiedlichen Wegen nachzuweisen, dass keine Hirnaktivitäten mehr zu verzeichnen sind bzw. das Gehirn nicht mehr durchblutet wird. Der Ausfall der Spontanatmung (selbst wiederum ein Hinweis darauf, dass der die Atmung steuernde Teil des Gehirns nicht mehr funktioniert) wird dadurch nachgewiesen, dass die Sauerstoffsättigung im Blut des Patienten zunächst gesteigert wird, um bei anschließender Verminderung und der durch die fehlende Abatmung bedingten Kohlendioxiderhöhung im Blut eine Spontanatmung auszulösen. Den stärksten »Anreiz« für eine Spontanatmung gibt ein Aussetzen der künstlichen Beatmung, um darüber den Kohlendioxid-Gehalt des Blutes zu steigern. Allerdings kann sie für Patienten in äußerst labilem Zustand eine sehr schwere Belastung bedeuten und dazu führen, dass der Zustand, der nachgewiesen werden sollte, nämlich der Hirntod, erst dadurch herbeigeführt wird. Deshalb »sollte dieser Test im Hinblick auf eine mögliche Gefährdung des Patienten erst dann durchgeführt werden, wenn alle übrigen klinischen Untersuchungen mit der Annahme des Hirntodes vereinbar sind«, so der Neurologe und Neurochirurg Hans-Peter Schlake und der Neurochirurg Klaus Roosen (ebd.: 32). Besondere Regelungen gelten für Früh- und Neugeborene, Säuglinge und kleine Kinder bis zum Ende des zweiten Lebensjahres: Ihr noch im Wachstum befindliches Gehirn reagiert anders als das Erwachsener, weshalb andere Kriterien für die Diagnose gelten.

Die Befunde der einzelnen Untersuchungen sowie der Untersuchungszeitraum werden von zwei Ärzten, die über mehrjährige Erfahrung in der intensivmedizinischen Behandlung von Patienten mit schweren Hirnschädigungen verfügen, in einem vorgegebenen »Formular zur Feststellung des Hirntodes« festgehalten. Der Ablauf der Diagnostik ist geregelt und von der DSO in einer Grafik wie folgt

Hirntod-Diagnose

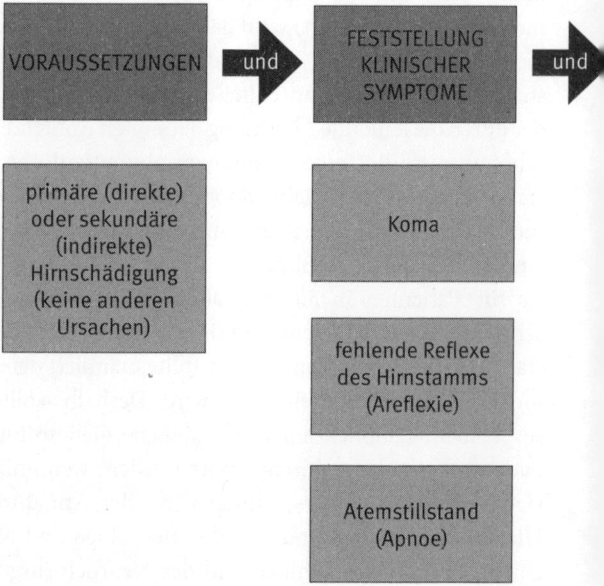

VORAUSSETZUNGEN und **FESTSTELLUNG KLINISCHER SYMPTOME** und

- primäre (direkte) oder sekundäre (indirekte) Hirnschädigung (keine anderen Ursachen)
- Koma
- fehlende Reflexe des Hirnstamms (Areflexie)
- Atemstillstand (Apnoe)

1. Direkte Hirnschädigung im Bereich oberhalb des Kleinhirns und Hirnstamms
2. Hirnschädigung als Folge einer anderen körperlichen Schädigung (z.B. Herzinfarkt)
3. bei infratentorieller Hirnschädigung und bei Kindern bis zum vollendeten 2. Lebensjahr obligatorisch
4. nur bei supratentorieller und bei sekundärer Hirnschädigung

Abb. 6: Detailliertes Schema der Hirntod-Diagnose

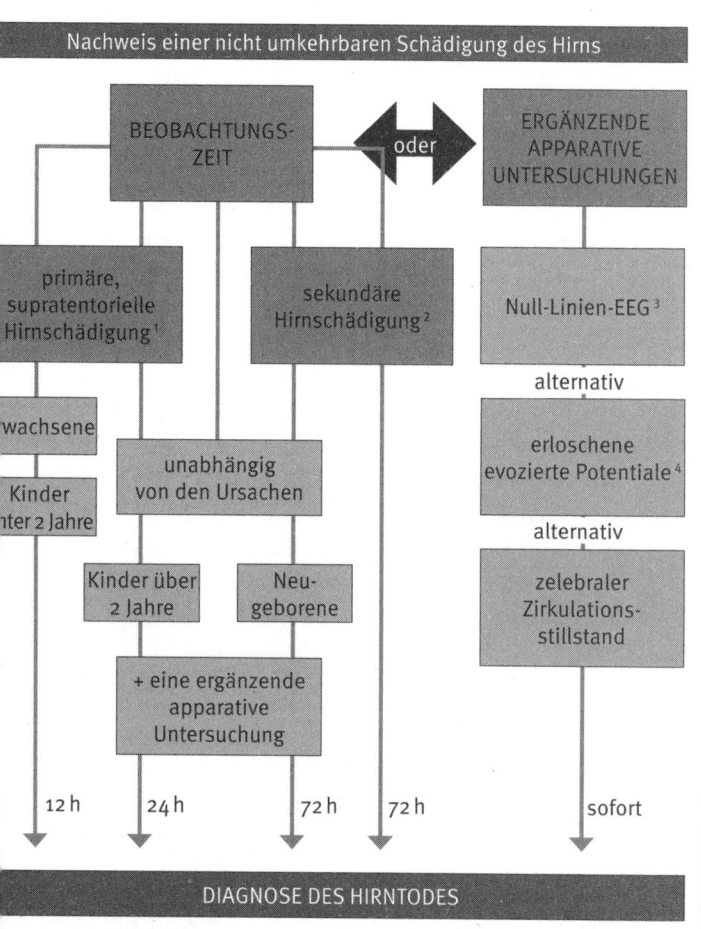

dargelegt (Abb. 6). Als Todeszeitpunkt wird der Moment festgehalten, »an welchem alle Kriterien (einschl. einer eventuellen Beobachtungszeit) erfüllt wurden und dies durch Unterschrift beider Untersucher bestätigt wurde« (ebd.: 53).

Die Diagnose und vor allem die Interpretation der Testergebnisse sind aufwendig und nur von Experten, etwa erfahrenen Neurologen, Neurochirurgen oder neurologisch versierten Anästhesisten zu leisten. Aus diesem Grund stellt die DSO den Kliniken und Krankenhäusern sowohl medizinisches Wissen als auch Experten in der Hirntod-Diagnostik unterstützend zur Verfügung. Das Transplantationsgesetz schreibt vor, dass die Ärzte, die die Hirntod-Diagnose durchführen, vom eigentlichen Transplantationsgeschehen unabhängig sein müssen. Die von der DSO gestellten Experten sind zwar nicht direkt in das Transplantationsteam eingebunden, doch kann man sie als vollkommen unabhängig von der Transplantationsmedizin bezeichnen, wenn sie doch von der DSO und damit der Organisation kommen, die für Organspenden in Deutschland steht?

Medizinische Ungewissheiten

Die Hirntod-Diagnose gilt als sicher, unumkehrbar und medizinisch und wissenschaftlich eindeutig. So wird es zumindest von medizinischer Seite gegenüber der Öffentlichkeit immer wieder beteuert. Doch innerhalb der Medizin gibt es erstaunlicherweise keine Klarheit über die Kriterien, die zu seiner Feststellung dienen, wie verschiedene Artikel in medizinischen Fachzeitschriften aus den letzten Jahren belegen.

Eine international vergleichende Studie zeigt, dass es zwischen einzelnen Ländern zwar keine Unterschiede bei der Überprüfung der Hirnstammreflexe gibt, die Wahl der Tests zur Hirntod-Diagnose scheint jedoch eher willkürlich zu sein, so sehr unterscheiden sie sich (Hsieh/Wijdicks 2006; Wijdicks 2006: 541). Die Kriterien zur Feststellung des Hirntods variieren aber nicht nur international, sondern sogar innerhalb eines Landes, zum Beispiel in den USA. Je nachdem, welche Tests durchgeführt werden und welche Parameter als den Hirntod anzeigend gelten, könnte beispielsweise ein Mensch auf einer US-amerikanischen Intensivstation bereits als verstorben gelten, während er in einer anderen noch zu den Lebenden zählt (Wijdicks 2006). Bei einem Symposium 2004 in Havanna, Kuba, wurde die Hirntod-Diagnose international von einschlägigen Fachleuten äußerst kontrovers diskutiert, ohne dass ein einheitliches Ergebnis über die mutmaßlichen neurologischen Begründungen für seine Diagnose erzielt werden konnte (Machado/Shewmon 2004). Auch die Analyse von historischen und aktuellen Kriterien zur Hirntod-Diagnose des Neurochirurgen Johannes Kuchta (2004) kommt zu diesem Ergebnis.

Doch nicht nur die Kriterien zu seiner Diagnose, auch das Hirntod-Konzept selbst wird erneut in Frage gestellt. Das belegen jüngste Debatten in anglo-amerikanischen medizinischen Fachzeitschriften wie auch das bereits erwähnte internationale Symposium. Diese neuerlichen Attacken auf die Hirntod-Kriterien haben ihre wahrgenommene Unverletzbarkeit untergraben, so der US-amerikanische Professor für Philosophie und Theologie Michael Potts und der britische Kardiologe David Evans (2005: 406). Eine Gruppe von Wissenschaftlern bei dem erwähnten weltweiten Symposium, die bis dahin das Hirntod-Konzept verteidigt hatten, favorisieren nun den Herz-Kreislauf-Tod (Machado/Shewmon 2004). Die Debatte über den menschlichen Tod sei noch längst nicht abgeschlossen, resümieren Michael Potts und David Evans im *Journal of Medical Ethics* (2005: 406). Das zeigt sich auch in der Position namhafter Medizinethiker aus den USA.

Die Medizinethiker Robert Truog und Walter Robinson (2003) beispielsweise bezeichnen die Definition »Hirntod« als reine Erfindung (»*clear fiction*«), die dazu verwendet werde, um Organentnahmen zu ermöglichen. Sie argumentieren, das Konzept beinhalte schwerwiegende Unstimmigkeiten und Widersprüche, und es sei nicht mit irgendeinem kohärenten biologischen oder philosophischen Tod in Übereinstimmung zu bringen. So verlange die Hirntod-Definition eine vollständige Abwesenheit aller Funktionen des gesamten Gehirns; dennoch gebe es viele Patienten, bei denen auch im Hirntod noch essentielle neurologische Funktionen erhalten sind, wie zum Beispiel die regulierte Abgabe von Hormonen der Hirnanhangdrüse. Als ein anderes Argument für den Hirntod wird der dann zeitnah folgende vollständige Zusammenbruch des gesamten Organismus genannt; doch mittlerweile gebe es Nachweise dafür, dass Patienten, die nach der Akutphase weiterhin intensivmedizinisch behandelt werden (was selten geschehe), für Jahre überleben könnten. Dennoch halten Robert Truog und Franklin G. Miller (2008) es für moralisch gerechtfertigt, zu diesem Zeitpunkt in das unabwendbare Sterben eines Menschen einzugreifen, gesetzt den Fall, die Patienten bzw. ihre Angehörigen sind entsprechend aufgeklärt worden und haben ihre Zustimmung gegeben.

Ganzhirntod und Teilhirntod

Für die integrale Persönlichkeitsfunktion eines Menschen sind aus medizinischer Sicht die entwicklungsgeschichtlich jüngeren Strukturen des Gehirns, wie etwa die Großhirnrinde, zuständig. So müsste also bereits der unwiederbringliche Ausfall dieser Strukturen den Tod des Menschen bezeichnen. Dieser sogenannte Teilhirntod wurde aber in der deutschen Diskussion nicht als Todeszeitpunkt des Menschen akzeptiert. Dabei ging es weniger um die medizinische Aussagefähigkeit dieses Konzeptes als vielmehr um die Angst vor einer schleichenden Aufweichung der Grenzen, die mit dem Ganzhirntod gesetzt sind. Ein im Rahmen unseres damaligen Forschungsprojektes befragter Transplantationschirurg erläutert dies folgendermaßen:

»[Konzepte wie der Teilhirntod sind] letztlich eine Aufweichung der harten Kriterien. Das harte Kriterium heißt, dass der Organismus nicht mehr in irgendeiner Weise existenzfähig ist ohne technische Geräte. Und das ist beim Teilhirntod noch gegeben. Wenn zum Beispiel das Stammhirn noch funktioniert, dann ist es durchaus möglich, dass da irgendwo ein Organismus vegetiert, der zwar gefüttert werden muss, weil er vielleicht selbst nicht in der Lage ist, das Essen zum Mund zu führen, aber er kann atmen, er kann seinen Stoffwechsel und seine Körpertemperatur regeln, kann noch selbsttätig die Kreislaufregulation machen. Es ist also sozusagen eine belebte Materie, die selbstverständlich keine Persönlichkeit mehr ist. Aber wenn man da beginnen würde, in irgendeiner Weise die strengen Regularien aufzuweichen, dann würde man auch die Möglichkeit haben, immer weiter und weiter [aufzuteilen]. Dann ist es nicht nur die Stammhirnfunktion, dann ist es vielleicht auch schon, wenn das Kleinhirn ausgefallen ist, oder Großhirn und Kleinhirn, oder vielleicht nur Großhirn, wenn das Kleinhirn noch funktioniert, dass also nur die zwischenmenschliche Kommunikation aufgehoben ist. Da sollte man hart und kompromisslos bleiben und sich nur auf diese Situation [Hirntod] beschränken« (Hauser-Schäublin et al. 2008: 64).

»Den Teilhirntod würde ich nie akzeptieren«, erklärte auch eine andere Transplantationschirurgin, die an der Untersuchung teilgenommen hatte, da seine Unumkehrbarkeit nicht vollständig gesichert sei: »Das heißt, es ist kein 100-prozentiger *point-of-no-return* gesetzt. Und selbst, wenn es 99,999 Prozent Sicherheit wäre, würde das immer noch bedeuten, dass wir bei 10 000 einen Patienten töten würden. Das ist eine ungesicherte Gewissheit, mit der ich nie arbeiten und leben könnte und die ich immer ablehnen würde« (Hauser-Schäublin et al. 2008: 61).

Doch genau diese weitere Verschiebung der Grenze zwischen den Lebenden und den Toten wird heute schon diskutiert, wie im weiteren Verlauf des Kapitels deutlich werden wird.

Integrierte Sichtweise statt Orientierung am Defekt

Der Neurologe Andreas Zieger schlägt eine andere Betrachtungsweise für Menschen im Hirntod-Syndrom vor. Für ihn sind diese Menschen Sterbende, denen würdevoll zu begegnen ist: »Sie dürfen nicht allein zu bloßen Objekten des medizinisch-prüfenden Blickes zwecks Todeszeitbestimmung gemacht werden. Sie sind aufgrund ihrer leibseelischen Präsenz dialogisch in Sterbebeistand und Sterbebegleitung einzubeziehen« (Zieger 2008). Er kritisiert, dass sich die Hirntod-Diagnose allein an der Suche nach den oben dargelegten »Todes-Kriterien« ausrichtet, aber alle »offensichtlich vorhandenen ›Lebenszeichen‹« ignoriert werden. Dieser objektivierende medizinische Blick »ist ein einseitiger, zweckgebundener Such- und Wahrnehmungsprozess, der sich allein auf die Bestätigung oder Falsifizierung von ›Todeszeichen‹ wie bei einem binären Entscheidungsalgorithmus reduziert: Entweder (noch) lebendig oder bereits tot! [...] Die Komplexität individuellen Sterbens und seiner biographischen-individuellen wie auch kulturgeschichtlich bedingten Ausdrucksformen [...] wird auf den restringierten Code von ›eindeutigen‹ Todeszeichen beschränkt« (Zieger 2006: 175).

Der hirntote Patient ein »Spinalwesen«?, fragt Andreas Zieger und erläutert weiter: »Der Hirntod ist definitionsgemäß eingetreten, wenn das Gehirn innerhalb der Schädelkapsel abgestorben ist: ›Hirntote‹ weisen jedoch Bewegungsmuster auf, die auf Schmerzreiz, laute Geräusche oder Erschütterungen in bis zu 75% der Fälle auftreten können und durch das Rückenmark vermittelt werden. Hören das Menschsein und das Sterben am Hinterhauptsloch auf? Welche Bedeutung hat das Rückenmark für das Menschsein?« (Zieger 2008). Neurologisch gesehen ist die Grenzziehung zwischen Gehirn und Rückenmark eine willkürliche. Gesa Lindemann weist in ihrer historischen Analyse nach, dass in den frühen Zeiten der Entstehung des Hirntod-Konzeptes (und noch in der Harvard-Deklaration von 1968) tatsächlich der Tod des gesamten zentralen Nervensystems einschließlich des Rückenmarks verlangt war (2001: 321). Das Funktionieren des Stammhirns, so Lindemann, betreffe nur die basalen Lebensvorgänge, die wir mit allen Lebewesen gemein haben, so die Vertreter dieses Konzeptes (man spricht auch vom »Reptiliengehirn«), die Person hingegen, also das, was sie im ursprünglichsten ausmacht, sei schon gestorben. Dies sei eine »Umbewertung des sterbenden Menschen«, die seine »verbleibenden Lebenszeichen nur noch als Teil eines tierähnlichen Lebens betrachtet«, sagt Andreas Zieger (2008) und argumentiert, ein Umdenken sei notwendig, um die Medizin in diesem Grenzbereich wieder menschenwürdig zu gestalten. Seiner Meinung nach ist dazu eine »Befreiung von biopolitischer Reduzierung und ›Gefangennahme‹ unseres Denkens vom Hirntod als dem Tod des Menschen und eine Erweiterung unserer Sichtweisen und unseres Umgangs mit sterbenden Menschen im Hirntodsyndrom durch eine Kultur des Sterbens (Palliativmedizin, Hospizarbeit) notwendig« (Zieger 2008). Er plädiert für eine Wertschätzung und Achtung dieser »*Möglichkeit* menschlicher Seinsweise« (Zieger 2006: 169). Dass mehr und mehr auch andere »menschenmögliche Seinsweisen« auf ihre Berechtigung hin, als Leben zu gelten, untersucht werden und somit in Gefahr sind, zeigen nicht zuletzt die Diskussionen um den Zustand von Menschen im Wachkoma oder anenzephalen Neugeborenen (mit schwersten Hirndefekten und fehlendem Schädeldach geborene Säuglinge mit äußerst geringer Überlebenswahrscheinlichkeit – oft nur Minuten, selten eine Woche) und letztlich die Frage, ob nicht auch *vor* dem Eintreten des irreversiblen Hirnversagens Organe entnommen werden könnten.

Warum denn unbedingt tot?

Wie bereits erwähnt, entschied man sich ursprünglich gegen die Anerkennung des Teilhirntods als Todeskriterium und Zeitpunkt, zu dem eingegriffen werden darf, um zu verhindern, dass mehr und mehr Patienten in »Grenzbereichen des Lebens« (Andreas Zieger) Gefahr liefen, als potenzielle Organspender gesehen zu werden. Das heißt, die Definition des Hirntod-Konzeptes folgt also nicht einer strikten medizinisch-wissenschaftlichen Logik, wie bereits durch die Kritik des Medizinethikers Robert Truog deutlich wird. Wenn hirntote Patienten zu den Toten zählen, da ihnen die wesentlichen Kriterien des Personseins fehlen – nämlich diejenigen, die mit der Funktion des menschlichen Gehirns verknüpft werden – müssten auch andere Patienten in einem ähnlichen Zustand zu den Nicht-mehr-Lebenden gezählt werden: anenzephale Neugeborene, Patienten im Wachkoma oder solche, denen nur noch »minimales Bewusstsein« zugeschrieben wird. Von hier ist der Schritt nicht mehr weit, danach zu fragen, ob sie nicht auch schon für eine Organentnahme in Frage kämen.

»Macht es etwas, wenn Organspender nicht tot sind?« ist also keine polemische Frage mehr, sondern Thema eines Artikels in einer Fachzeitschrift für medizinethische Fragen (Potts/Evans 2005). Transplantationsmediziner diskutieren, ob man auch bei Patienten, bei denen es zwar unter intensivmedizinischen Bedingungen zu einem kurzfristigen Herzstillstand gekommen ist, aber noch kein irreversibles Versagen des Gehirns (also der Hirntod) eingetreten ist, bereits Organentnahmen durchführen sollte. Dabei wird wie immer mit dem notorischen »Organmangel« argumentiert. Möglich ist dies bereits in Österreich, der Schweiz, den Niederlanden, Spanien, Belgien und den USA (Siegmund-Schultze/Zylka-Menhorn 2008). Hier spricht man von den *Non-Heart-Beating-Donors* oder herztoten Organspendern. Hörte das Herz eines Menschen vor der Erfindung von Herzmassage und elektrischen Impulsen (Reanimation) auf zu schlagen, war sein Leben nicht mehr zu retten. Hört das Herz aber heute auf zu schlagen, kann man versuchen, es wiederzubeleben. Das ist der Segen der Reanimation. Im Falle eines potenziellen *Non-Heart-Beating-Donors* (bei ausdrücklicher Zustimmung zum Verzicht auf lebenserhaltende Maßnahmen) aber wartet man zwei bis fünf Minuten vor der Reanimation bzw. stellt die lebenserhaltenden Maßnahmen ein, wenn bei einem Patienten ein Herzstillstand zu erwarten ist, und stellt dann die Maschinen wieder an, um diesen Menschen nun als zukünftigen Organspender weiterzubehandeln. In den Niederlanden könnte zum Beispiel nach zehn Minuten Null-Linien-EKG mit einer Organentnahme begonnen werden. Welche Patienten kommen dazu in Frage? Patienten mit Herzstillstand bei Ankunft in der Klinik, Patienten nach erfolgloser Reanimation, Patienten, bei denen der Herzstillstand nach Unterbrechung lebenserhaltender Maßnahmen erwartet wird, Patienten mit Herzstillstand bei Hirnstamm-Tod oder Herzstillstand bei stationären Patienten. Mögliche Spender wären demnach zum Beispiel Menschen im Koma, nach Schlaganfall oder Herzinfarkt, Querschnittsgelähmte und Unfallopfer. Aber auch schwerkranke Menschen, deren Tod zwar nicht unmittelbar bevorsteht, die aber mit ihrer eingeschränkten Lebensqualität nicht weiterleben möchten, könnten als *Non-Heart-Beating-Donors* in Frage kommen – ihre ausdrückliche Zustimmung zum Verzicht auf lebenserhaltende Maßnahmen vorausgesetzt. In einem solchen Fall könnte der Herzstillstand provoziert werden. Eurotransplant sieht darin schon seit 1998 ein »Äquivalent zum Hirntod«. Die Bundesärztekammer ist noch anderer Meinung und akzeptiert den Herzstillstand nicht als sicheres Zeichen des Todes. In den USA hingegen ist man schon weiter. Dort ist die Meldung potenzieller *Non-Heart-Beating-Donors* bereits Pflicht. Eine Klinik, die sich nicht an der Organspende nach Herzstillstand beteiligen will, muss aktiv widersprechen und ihre Gründe dafür darlegen (Siegmund-Schultze/Zylka-Menhorn 2008).

Fazit: Auch die medizinische Diskussion macht deutlich, dass das Konzept des Hirntodes nicht einstimmig oder kritiklos anerkannt wird. Unterschiedliche Kriterien der Hirntod-Diagnose führen dazu, dass ein Mensch in einer bestimmten Klinik noch zu den Lebenden zählen würde, in einer anderen hingegen – sei es auch in einem anderen Land – schon zu den Toten (Machado et al. 2008). Der Todeseintritt wird demnach von Bedingungen, die *außerhalb* des sterbenden Körpers liegen, bestimmt: von personalen, logistischen und technischen Faktoren, wie wir im letzten Kapitel gesehen haben; und von medizinischen und juristischen Übereinkünften, wie in diesem Kapitel verdeutlicht. Einmal mehr wird die soziale Handlung, mit der ein Mensch für tot erklärt wird, offensichtlich. Wie die Medizinethiker Robert Truog und Franklin G. Miller (2008) in ihrem Beitrag feststellten, hilft es nichts, am Hirntod-Konzept festzuhalten, um eben nicht Lebenden (wenngleich schon Sterbenden) Organe entnehmen zu müssen, wenn das Konzept widerlegt wurde.

Auch die anthropologische / sozialwissenschaftliche Sichtweise auf die Feststellung des Todes als »sozialer Akt« klärt die Grauzone oder das »Niemandsland« (Andreas Zieger) zwischen Leben und Tod nicht auf. Die Medizinethnologin Margaret Lock, die sich eingehend mit der kulturellen Dimension der Hirntod-Diagnose in den USA und Japan befasst hat, ist der Auffassung, dass es angebracht sei, die Definition des Hirntodes als *sozialen Tod bei biologisch noch lebendem Körper* anzuerkennen, wenngleich sie auch auf die Gefahr hinweist, die dieser, unter anderem utilitaristisch motivierten Definition innewohnt (Lock 2003: 192). Die Ethikerin Linda Emanuel schlägt vor, sich gesetzlich auf eine »Sterbezone« (*dying zone*) zwischen andauerndem Bewusstseinsverlust und dem endgültigen Aussetzen der Atmung zu einigen. Innerhalb dieser »Zone« soll jeder Person die Definition ihrer eigenen Todeskriterien erlaubt sein, die zum Behandlungsabbruch oder zu Organentnahmen berechtigten (Emanuel nach Geisler 2008: 2). Es gibt Länder, die diesen unterschiedlichen Auffassungen Rechnung tragen: So verabschiedeten die Bundesstaaten New York und New Jersey (USA) Statuten, nach denen Angehörige berechtigt sind, die ärztliche Diagnose »Hirntod = Tod des Menschen« zurückzuweisen und für sich den ursprünglichen Herz-Kreislauf-Tod in Anspruch zu nehmen (Appel 2005: 641). Diese Regel gilt auch in Japan, das – ebenso wie Deutschland – 1997 ein Transplantationsgesetz verabschiedete. Es kam dort in den Jahren nach der Verabschiedung des Gesetzes zu weiteren Debatten und Anfechtungen der legalen Regelungen, die Transplantationsbefürwortern zu strikt und zu eng war (Morioko 2001). Ein Großteil der japanischen Bevölkerung kann den Hirntod auch heute noch nicht als Tod des Menschen akzeptieren (Hoshino 2007). Die Regelung, Wahlfreiheit auch in dem Punkt einzuräumen, ob man für sich selbst den Hirntod als Todeszeitpunkt akzeptiert oder nicht, bringt natürlich rechtliche Schwierigkeiten mit sich; doch sie ist Ausdruck von Wertschätzung und Anerkennung a) persönlicher Autonomie und b) der Spannbreite an Werten und anthropologischen Annahmen in einer pluralistischen Gesellschaft.

Der Philosoph und Theologe Michael Potts und der Kardiologe David Evans aus England argumentieren im *Journal of Medical Ethics* für eine entsprechende Aufklärung der Bevölkerung, so schwierig und verstörend sie auch sein mag: Niemand könne diese Thematik verstehen und deshalb auch keine informierte Zustimmung zur Organentnahme geben, der nicht genaue Informationen über das Vorgehen erhält. Man müsse wissen, dass hirntote Organspender nicht im herkömmlichen Sinne tot sind, sondern die Herz-Kreislauf-Funktionen bis zur Entnahme der Organe aufrechterhalten werden. Man müsse sich darüber bewusst sein, dass die Diagnose »Hirntod« weder eine solide medizinische Grundlage habe noch universell anerkannt sei. Nach wie vor werde darüber diskutiert, was den Tod eines Menschen ausmacht. Auch blieben Unsicherheiten bezüglich der Entstehung von Bewusstsein im Gehirn; so sei nicht immer eindeutig, ob es eine Kapazität für Bewusstsein in einem Individuum gebe, das für hirntot erklärt wurde (Potts/Evans 2005: 408).

Was bleibt angesichts dieses Szenarios? Drei Möglichkeiten stehen Ihnen offen:

1. Sie akzeptieren die Meinung der medizinischen Experten, die den Hirntod mit dem Tod des Menschen gleich-

setzen; dafür müssen Sie die Stimmen der anderen medizinischen Experten, die auf die Unstimmigkeiten dieses Konzeptes verweisen, ausblenden oder als falsch verwerfen. Hier mag zu bedenken sein, dass diese Stimmen auch aus den Reihen erfahrener Mediziner und Wissenschaftler an großen renommierten medizinischen Zentren und Universitäten dieser Welt stammen.

2. Sie nehmen die Stimmen der Kritiker ernst und schließen sich deren Überzeugung an, dass der Hirntod nicht den Tod eines Menschen bedeutet, sondern dieser Mensch im Sterben liegt. Sie kommen weiter zu der Auffassung, dass diese Phase des Sterbens eines Menschen unveräußerbar ist, dass man nicht in sie eingreifen darf, zumal man nicht sicher weiß, was in dieser Phase in einem Menschen geschieht. Dann käme eine Organentnahme nach der Hirntod-Diagnose nicht mehr in Frage.

3. Sie akzeptieren den Zustand des Hirntods als Phase zwischen Leben und Tod, eine durch medizinische Technologie ermöglichte Verlängerung der allerletzten Sterbephase, des Übergangs vom Leben in den Tod. Sie sind dennoch bereit, diese letzte Phase des Lebens zum Wohl oder Überleben anderer Menschen hinzugeben und stimmen einer Organentnahme in diesem Zustand zu.

Wie auch immer Sie sich entscheiden, es wird ein Akt des Glaubens sein, denn das medizinische Expertenwissen ist Ihnen als medizinischem Laien, und auch als medizinischem Experten ohne die entsprechenden Diagnosemöglichkeiten, nicht nachvollziehbar.

9. Auf der Intensivstation II – Pflege potenzieller Organspender

Die Schwestern und Pfleger auf einer Intensivstation haben sehr eng mit dem Leib und der persönlichen Geschichte der Patienten zu tun. Über die Angehörigen erfahren sie von deren Leben und lernen sie so kennen, auch wenn die Patienten selbst bewusstlos sein sollten. Sie erleben die Sorge der Familie, was die Krankheit und eventuell der Tod für Verwandte und Freunde bedeuten wird, bekommen Geschichten erzählt, vielleicht davon, was kurz vor der akuten Erkrankung geschehen ist. Angehörige versuchen das ›Unfassbare‹ zu begreifen, dass der von ihnen geliebte Mensch nun so plötzlich verstorben sein soll – noch dazu bei lebendigem Leib. Da passiert es häufig, dass sie der Schwester oder dem Pfleger dessen Lebensgeschichte erzählen. Die Distanz ist verschwunden, das persönliche Schicksal so nah. »Man steht am Bett und denkt über die Sinnlosigkeit dieses Schicksals nach. Plötzlich bewegt sich ein Arm, die Angehörigen verstehen gar nichts mehr«, so erlebte es der Intensivpfleger Günter Holthaus (2000: 249). Krankenschwestern und -pfleger betreuen nicht nur einen Körper im medizinischen Sinn, sondern einen Leib, der die gelebte Geschichte dieses Patienten erzählt.

Entsprechend schwierig ist demnach auch für die Pflegekräfte die Diagnose »Hirntod« bei einem ihrer Patienten und die damit einhergehende Veränderung des Status vom Patienten zur verstorbenen Person. Schließlich hat sich der Leib, den sie pflegen, gegenüber den Stunden davor kaum verändert; äußerlich warm und durchblutet, mit aufrecht erhaltenen Herz-Kreislauf-Funktionen erscheint er so lebendig wie andere komatöse Patienten auf der Intensivstation auch. Allein der fehlende Hustenreflex beim Absaugen von Schleim aus der Lunge oder die nun lichtstarren Pupillen sind spür- und sichtbare Zeichen der Veränderung. Häufig werden diese Anzeichen auch von den Pflegekräften zuerst bemerkt.

Die Hirntod-Diagnostik selbst ist aus pflegerischer Sicht sehr aufwendig: »Nicht selten ist man mit einem potenziellen Spender stundenlang im Haus unterwegs, um die zur Bestimmung des Hirntods erforderlichen Diagnostiken abzuschließen. Der Transport eines solchen Patienten verlangt spezifisches Fachwissen, äußerste Konzentration und Sorgfalt und nicht zuletzt eine exakte Vorbereitung«, berichtet Günther Holthaus (2000: 248). Die Zeit, in der der Patient ›unterwegs‹ ist, geht den Angehörigen zum Abschiednehmen verloren, dabei hängt auch ihre Gesundheit maßgeblich davon ab, wie die letzte Phase des gemeinsamen Lebens gestaltet wird, gibt er zu bedenken. Ein Einschnitt und ein Opfer für die Angehörigen – und ein Dilemma für die Pflegenden, die allen Beteiligten gerecht werden möchten.

Bis zur Organentnahme sind die Schwestern und Pfleger weiter für diese Patienten zuständig, doch nun nicht mehr zu deren Wohl – denn juristisch wie medizinisch gelten sie als tot –, sondern zum Nutzen unbekannter Patienten in anderen Krankenhäusern, die auf ein Organ warten. Krankenschwestern und -pfleger stehen auch vor der Aufgabe, in ihrer Vorstellung den Patienten und seinen Leib zu transformieren: Nun ist es per Definition nicht mehr ihr Patient, den sie behandeln, denn Tote behandelt man nicht, sondern nur noch ein funktionierender Körper, den sie allein zum Schutz der noch in ihm liegenden potenziellen Transplantate pflegen. Dabei sind sie auch weiterhin von den Angehörigen umgeben – eine ständige Erinnerung an den Lebenszusammenhang der nun als verstorben geltenden Person.

Juristisch tot und damit eine ›Leiche‹ in der Hülle eines lebendigen Körpers, der genauso gepflegt wird, wie jeder andere Patient auch – vor diesem Problem sieht sich der Pfleger Herr R.: »Das Problem in der Pflege ist, dass dieser Patient lebt und er genauso gepflegt werden muss wie jeder andere, obwohl man weiß, dass dieser Patient in dem Moment, wo ich ihn in den OP schiebe, eigentlich schon tot ist. Da gibt es eine ganz große Diskrepanz, mit der diejenigen umgehen müssen, die diese Patienten pflegen. Das heißt, ich pflege jemanden, und da ist nichts. Auch der Patient, bei dem die Hirntod-Diagnostik schon abgeschlossen ist, ist ein lebender Patient und wird genauso angesprochen wie jeder andere auch, beim Drehen, Wenden, Mundpflege, alles, was dazu gehört. Und das ist der große Konflikt. Er ist ein lebendiger Patient, aber im Endeffekt auch ein toter Patient und ist irgendwann nicht mehr da« (Hauser-Schäublin et al. 2008: 66 f.). Um auch dem hirntoten Patienten mit Würde zu begegnen, machen manche Schwestern und Pfleger keinen Unterschied zwischen hirntoten oder anderen Patienten. »Der Verordnungsplan ändert sich, aber ansonsten – von uns, von der Pflege her und von dem Umgang – ändert sich nichts«, berichtete uns die Krankenschwester Frau G. (ebd.: 67). So auch Frau B., eine Krankenschwester, die weiterhin mit ihren Patienten spricht – auch mit denen im irreversiblen Hirnversagen: »Ich kann sagen, dass sich bei mir da nichts ändert, sondern dass ich den Patienten, der als hirntot gilt, genauso behandle wie jeden anderen auch. Das tue ich einfach für mich, weil ich dann besser damit umgehen kann. [...] Denn der Patient ist dann zwar klinisch tot, aber ich pflege ihn ja noch. Und weil ich das tue, sage ich auch immer noch, was ich mache. Ich habe ein besseres Gefühl dabei. Denn das hat für mich auch etwas mit der Würde zu tun, der Würde jedes Einzelnen« (ebd.: 68). Diese Auffassung vertritt auch Pfleger Günter Holthaus: »Ich persönlich sehe einen Hirntoten als Sterbenden, der den sogenannten *point of no return* überschritten hat. Dennoch wäre es in meinen Augen zynisch und unmenschlich, seine Grundbedürfnisse nicht zu erfüllen« (2000: 248).

Wie schwierig und belastend die Situation für die Pflege ist, hängt von der empfundenen Nähe zu den entsprechenden Patienten ab. André Korn, Fachpfleger für Anästhesie und Intensivmedizin, unterscheidet dabei drei Gruppen von Patienten: 1. Patienten, die schon einige Zeit von ihm betreut wurden, bevor sie dem Hirntod erlagen. Diese betreut er nach dem Hirntod mit dem gleichen pflegerischen Einsatz wie vorher. Der Grund hierfür bestehe einmal in der Beziehung zu dem Patienten, die durch den Hirntod nicht beendet sei, weil er ihn noch weiterhin pflege. Zum anderen halte er den visuell wahrnehmbaren, gepflegten Zustand (durch rasieren, eincremen, waschen) des Patienten aus Rücksicht auf seine Angehörigen aufrecht. Die anderen Kategorien von Patienten sind diejenigen, die nicht erst durch den Hirntod zu Organspendern werden, sondern bereits als Organspender in seine Obhut kommen. Darunter fallen 2. Patienten, die mit tödlicher Prognose als mögliche Organspender stationär aufgenommen werden und 3. diejenigen, die von anderen Kliniken mit einem Leichenschein zur Organentnahme übernommen werden. Da der persönliche Bezug fehlt, ist die Pflege dieser Patienten bis zur Organentnahme für das Personal weniger belastend (Korn 1991: 43-53).

Moralische und ethische Dilemmata

Für das Pflegepersonal ist die Pflege eines hirntoten Patienten – offiziell läuft das nun unter dem Fachterminus »Spenderkonditionierung« – in dreifacher Hinsicht eine Herausforderung: 1. Schwestern und Pfleger müssen den biologisch noch lebenden Körper des als verstorben geltenden Menschen als tot akzeptieren und ihn vom Leib und der persönlichen Geschichte des Patienten, den sie zuvor pflegten, trennen; 2. die Zeit, die sie für die Versorgung eines hirntoten Patienten investieren, steht nicht mehr für die Pflege anderer schwerkranker Patienten zur Verfügung; und 3. stellt die Betreuung der Angehörigen hirntoter Patienten eine besondere Herausforderung für die Pflegenden dar (Hauser-Schäublin et al. 2008: 65). Diese Punkte möchte ich im Folgenden näher erläutern.

Nur durch die veränderte Wahrnehmung, nämlich indem der Körper und nicht mehr der Leib in den Vordergrund gerückt wird, ist die Statusveränderung des Patienten hin zu einer biomedizinischen Ressource möglich. Doch der Eindruck, »einen Toten zu pflegen«, sei für viele Pflegekräfte belastend, meint der Intensivpfleger Joachim Henske (2002: 179), zumal trotz fundierten Wissens um das Hirntod-Konzept Zweifel über dessen Gleichsetzung mit dem Tod des Menschen bestehen. Diese Schwierigkeiten werden auch in anderen Studien zum Umgang von Pflegepersonal mit hirntoten Patienten genannt (Conrad/

Feuerhack 2002; Striebel/Link 1991). Auch den Pflegenden gelingt es also nicht so einfach, sich von dem, was sie auf leiblicher Ebene wahrnehmen, frei zu machen und dem verstandesmäßigen Wissen Vorzug zu geben.

Die Zeit, die Schwestern und Pfleger auf einer Intensivstation für die Pflege ihrer Patienten haben, ist knapp bemessen. »Wir arbeiten ja sehr unter Zeitdruck. Und die Zeit, die ich für den Hirntoten aufwende, geht von der Zeit für meine anderen Patienten ab. Und die leben ja noch. Die Empfänger aber kennen wir nicht«, ist die Erfahrung eines von uns befragten Intensivpflegers. Sie kommen damit in moralische und ethische Konflikte, wenn sie diese knapp bemessene Zeit nicht für die Pflege der Patienten einsetzen können, die noch um ihr Überleben kämpfen, sondern stattdessen mit der Versorgung eines bereits »Toten« beschäftigt sind (vgl. Conrad/Feuerhack 2002: 67; Hiemetzberger 2006). »Unbestreitbar ist, dass ein hirntoter Patient sehr arbeitsintensiv ist. Häufig ist man dem Konflikt ausgesetzt, seinen Arbeitseinsatz unausgewogen zu verteilen«, ist die Erfahrung des Intensivpflegers André Korn. »Stundenbilanz, Kreislaufunterstützung, Assistenz bei der Anlage von intravasalen Kathetern und ständigen Blutentnahmen machten es mir fast unmöglich, mich um meinen anderen Patienten zu kümmern. Dieser hatte aber einen Anspruch, ja sogar ein Recht auf eine pflegerisch korrekte Versorgung. […] Mir blieb jedoch nur wenig Zeit zu all diesen Tätigkeiten, da ich fast ausschließlich mit dem Organerhalt des Hirntoten beschäftigt war« (Korn 1991: 47 ff.). Auch Pfleger Holthaus fragt sich, ob sein intensiver Einsatz bei Hirntoten zu Lasten der Pflege und Betreuung anderer schwerkranker Menschen gehen darf (2000: 248).

Zu den Aufgaben der Pflegekräfte gehört es auch, sich

um die Angehörigen zu kümmern. Häufig sind sie die Ansprechpartner, wenn nach dem Gespräch mit dem Arzt noch Fragen offen sind oder Informationsbedarf besteht – oder man schlicht die medizinische Terminologie der Ärzte nicht verstanden hat, sich jedoch nicht traute zu fragen. Die Pflegenden sind ganz besonders gefordert, den nun hirntoten Patienten eindeutig als Toten zu behandeln, um die Angehörigen nicht zusätzlich zu verunsichern (vgl. Conrad/Feuerhack 2002). Doch das ist schwierig; dazu ist ein nüchternes und distanziertes Verhalten diesem Patienten gegenüber notwendig, man sollte ihn nun nicht mehr ansprechen oder pflegerische Maßnahmen ankündigen, wie man es noch bei komatösen Patienten machen würde. Manchmal passiert das aber allein aus Gewohnheit, denn vor wenigen Stunden hat man ja mit diesem Patienten noch gesprochen. Das kann zu Konflikten mit den Angehörigen führen, wie es zum Beispiel der Pfleger Joachim Henske erlebte: »Ich wollte einen Patienten, bei dem der Hirntod bereits festgestellt war, absaugen. Als ich an sein Bett trat und die Materialien vorbereitete, sagte ich zu ihm: ›Ich sauge Sie jetzt ab‹. Die Angehörigen, die an seinem Bett saßen, empörten sich und zweifelten an der Diagnose. ›Der ist ja gar nicht tot! Sie sprechen ja mit ihm, also kann er uns doch hören? Sie bringen ihn um, nur um an die Organe zu kommen!‹« (Henske 2002: 182). Nach diesem Erlebnis sprach er nicht mehr mit seinen hirntoten Patienten. Aber einigen Schwestern und Pflegern widerstrebt das. Denn für sie ist es eine Frage der Würde und Achtung – gegenüber dem Patienten wie auch gegenüber sich selbst und ihrer Tätigkeit.

Die Pflege hirntoter Patienten bis zur Organentnahme kann für die Intensivschwestern und -pfleger emotional äußerst belastend sein (vgl. Carter-Gentry/McCurren 2004, Hiemetzberger 2006), insbesondere dann, wenn die Pflegenden ›ihren‹ Patienten auch noch in den Operationssaal zur Entnahmeoperation fahren und wieder abholen müssen. Denn dann sehen sie sich dem herkömmlichen Leichnam, also dem ›richtigen‹ Tod ihres Patienten gegenüber. So schilderte uns der Pfleger Herr R.: »Dann kommt noch die große Tragik, dass wir einen Patienten in den OP bringen und ihn anschließend auch wieder herausholen müssen. Das ist bei uns im Hause so, und das ist für manche sehr schwierig, vor der OP einen lebenden Körper hereingebracht zu haben und danach einen sterbenden oder einen verstorbenen wieder herauszuholen. Das heißt, für mich ist nicht Schluss, sobald er im OP ist. Für mich ist wirklich Schluss, wenn er unten auf der Bahre liegt« (Hauser-Schäublin 2008: 68).

Die Explantation

Nicht nur die Pflegekräfte auf den Intensivstationen kommt die Pflege von potenziellen Spendern hart an. Die Belastung scheint für Krankenschwestern und -pfleger im OP-Bereich noch schwieriger zu sein. Der Umgangston, der dort zwischen Pflegenden und Ärzten herrscht, ist oft rau, die Arbeit von hohem Zeitdruck und Konzentration geprägt. Häufig finden die Explantationen abends oder nachts statt, was eine zusätzliche Belastung ist. Vorbereitet zur Entnahmeoperation wird der Patient von den Schwestern und Pflegern. So werden die Organspender zum Beispiel vor der Operation mit sterilen Tüchern abgedeckt. Mit jedem weiteren Tuch, das über die Leiche gelegt wird, vergrößere sich die emotionale Distanz zu diesem Menschen, schreibt Günter Holthaus (2000: 253). Die Ärzte kommen erst, wenn die eigentliche Entnahme beginnen kann.

Auch ein Anästhesieteam wird bei der Entnahmeoperation gebraucht, denn die Herz-Kreislauf-Funktionen müssen weiterlaufen, um die Durchblutung der Organe zu gewährleisten. Die hirntoten Patienten bekommen vor der Operation eine normale Narkose mit Schmerzmitteln und Muskelrelaxantien verabreicht, um gefährliche Blutdruckanstiege als Reaktion auf die chirurgischen Eingriffe sowie die bereits erwähnten »spinalen Reflexe« zu verhindern (gegen Letztere werden die Arme der Hirntoten auf dem Operationstisch festgebunden). Solche Praktiken führen beim Pflegepersonal verständlicherweise zu weiteren Fragen und Zweifeln: Warum ist das notwendig, wenn er doch schon tot ist? Man könnte den Eindruck haben, es sei nur ein sedierter (betäubter) Patient, bis ihm die einzelnen Organe herausgeschnitten werden, meint Pfleger Günter Holthaus: »Spätestens jetzt kommen die Ängste und Fragen in einem hoch, und die scheinbare Sicherheit bricht schnell wieder zusammen« (2000: 251). Man sehe schließlich nur den lebenden Körper, nicht aber das tote Gehirn, führt er weiter aus. Die Narkose diene seiner Erfahrung nach allerdings in erster Linie der Gewissensberuhigung des medizinischen Personals.

Der Körper des Organspenders wird nun weit geöffnet – diese große klaffende Bauchwunde, die so bei keiner anderen Operation an lebenden Patienten notwendig wäre, ist ein erschreckender Anblick, der für Operationsschwestern und -pfleger schwer zu verkraften ist; zumal wenn in dieser Zeit der nötige Respekt seitens der Operationsteams fehlt und sie sich wie bei einer gewöhnlichen Blinddarmoperation über den neuesten Krankenhausklatsch unterhalten (ebd.: 254). Zur Entnahme der Organe reisen verschiedene Explantationsteams an, um ›ihre‹ Organe zu entnehmen. »Die verschiedenen Explantationsteams betreten den Saal, und jeder nimmt sich das, was er braucht. Diese selbstverständliche Selbstbedienungsmentalität macht die Pflegenden betroffen«, schildert der Pfleger Günter Holthaus und bestätigt damit Erfahrungen auch anderer Schwestern und Pfleger (z. B. Rach 2004). Ist der Körper des hirntoten Patienten soweit geöffnet, dass die Organe herausoperiert werden können, wird der Kreislauf mit eiskalter Perfusionslösung gespült, um sie vom Blut des Spenders zu reinigen und zu kühlen, um so ihre Haltbarkeit zu erhöhen. »Man spürt förmlich, wie das Leben dieses Menschen mit dem Einlaufen der Perfusionslösung langsam erlischt«, fährt Günter Holthaus fort (2000: 254). Nun hört auch das Herz auf zu schlagen und der Körper stirbt. »Erst jetzt erkennt man, dass dieser Mensch eine Leiche ist: Er ist blass und kalt. Er sieht aus wie ein Toter und fühlt sich an wie ein Toter« (ebd.: 252). Nicht nur medizinische Laien brauchen eine Leiche, um den Tod als Tod zu begreifen. Dem medizinischen Fachpersonal geht es nicht anders, obwohl sie mehr Wissen zur Verfügung haben, um sich die Diskrepanz zwischen herkömmlichem Tod und Hirntod erklären zu können.

Wenn die Entnahmeteams mit ›ihren‹ Organen wieder abreisen, wird es plötzlich ruhig: »Bitterkeit kommt auf«, beschreibt Günther Holthaus, »denn gerade noch war kein Aufwand zu groß. Plötzlich ist niemand mehr da, um den Toten umzulagern« (ebd.: 252). Diese Aufgabe wird meist den Pflegenden überlassen. Zeit, das belastende Geschehen zu verarbeiten, gar um den Tod dieses Patienten zu trauern, bleibt keine; der nächste Patient, die nächste Operation warten schon. »Aus eigener Erfahrung kann ich sagen, dass keiner gern an Organentnahmen beteiligt ist«, schreibt Günther Holthaus. »Da hilft es nur bedingt, dass durch unsere Mithilfe die Lebensqualität vieler Menschen gesteigert oder gar erst ein Weiterleben möglich wird« (ebd.: 252).

Hinzu kommt, dass die OP-Schwestern und -pfleger immer nur den schwersten Teil des Transplantationsprozesses erleben, nicht aber den Erfolg, wenn ein Empfänger wieder gut leben kann mit einem neuen Organ. Die Psychologin Sibylle Storkebaum (1998) kommentiert diese Situation folgendermaßen: »Operationsschwestern, die von allen Arbeiten einer Transplantation immer nur die psychisch schwierigste Phase – nämlich das Entnehmen der Organe beim Hirntoten – mitbekommen, haben es nach allgemeiner Aussage äußerst schwer. Wie werden sie mit den seelischen Belastungen durch diese ungewöhnliche Arbeit fertig? Gehen die Kliniken, die Mediziner auf ihre speziellen Nöte eigentlich ein? [...] Wie belastend für viele OP-Mitarbeiter tatsächlich das Entnehmen von Organen ist, wurde nicht zuletzt in der Anregung von regelmäßiger Supervision für sie deutlich. In kaum einer Klinik wird berücksichtigt, welchen besonderen Streß es bedeutet, einen scheinbar normalen Intensivpatienten in den Operationssaal zu schieben – und einen toten aus ihm hinauszubegleiten«. Das bestätigt die OP-Schwester Cathrin Marschall: »Eine Explantation am hirntoten Patienten, eine Organentnahme, ist und bleibt eine der größten psychischen Belastungssituationen im Arbeitsbereich des OP-Pflegepersonals.

Nach 16-jähriger Berufserfahrung, mehreren Teilnahmen an Explantationen und sehr vielen intensiven Gesprächen mit Kollegen und Kolleginnen weiß ich, dass es nicht nur mir so geht, dass nicht nur ich so empfinde, sondern ein Großteil des pflegerischen Personals im OP-Bereich, welches direkt an der Explantation beteiligt ist. Vielen von uns geht es schlecht dabei, viele verfolgt diese Operation noch Tage und Wochen danach« (2004: 3). Für Supervision und bessere Verankerung des Themas »Hirntod, Organentnahme und Pflege« setzen sich auch Joachim Conrad und Maria Feuerhack (2002) als Ergebnis ihrer Studie zum Umgang mit diesem Thema auf der Seite der Pflegenden ein.

Die Behandlungspflicht gegenüber einem Patienten erlischt mit dessen Tod. Damit wäre die Ablehnung der Pflege eines hirntoten Patienten vonseiten des Pflegepersonals streng genommen auch keine Arbeitsverweigerung. Die Prioritäten der Zeiteinteilung muss jede Schwester und jeder Pfleger für sich entscheiden. Ob sie die Pflege hirntoter Patienten zu Zwecken der Organentnahme verweigern können? Es kommt auf die Einstellung des ganzen Teams und des entsprechenden Hauses an, ob Schwestern und Pfleger sich aus diesem Prozess herausnehmen können. Operationsschwestern im Bereitschaftsdienst, die gerufen werden, um die meist ›außer Plan‹ in der Nacht stattfindenden Explantationen zu begleiten, haben keine Möglichkeit, sich zu verweigern oder ihren Dienst zu tauschen. »Sie stehen der Situation häufig zum ersten Mal und hilflos gegenüber, denn nur selten wurde während ihrer Ausbildung die Thematik des Hirntod-Kriteriums und die Organexplantation ausreichend berücksichtigt«, berichtet die Krankenschwester Maria Feuerhack aus eigener beruflicher Erfahrung (Conrad/Feuerhack 2002: 91). Die eigentliche Freiheit der moralischen Entscheidung, sich an der Pflege von hirntoten Patienten und dem Prozess der Organentnahme zu beteiligen, ist aber mit der gesetzlichen Verankerung der Meldepflicht der Kliniken von potenziellen Organspendern kaum noch gegeben. Müsste nicht aber das Primat der Freiwilligkeit auch für das medizinische Personal und nicht nur für die Patienten und Angehörigen gelten? Um eine Beteiligung zu vermeiden, ist es nicht zumutbar, dass eine solche Schwester deshalb ihren Beruf in der Intensivmedizin oder als OP-Schwester aufgeben muss. Die OP-Schwester Cathrin Marschall ist der Meinung, es müsse möglich sein, »dass OP-Personal aus psychischen, ethischen, theologischen oder lebensanschaulichen Gründen die Mitarbeit an einer Organentnahme ablehnen kann und nicht mit daraus eventuell resultierenden arbeitsrechtlichen oder disziplinarischen Maßnahmen konfrontiert wird. Eine engagierte OP-Leitung und ein gut funktionierendes Team sind in der Lage, dies organisatorisch aufzufangen« (2004: 19). Fachpfleger Tony Ebeling wünscht in einem Fachartikel allen, die mit der Betreuung hirntoter Patienten und Explantationen zu tun haben, also Pflegekräften wie medizinischem Personal und Organisatoren, »die Wahrung einer Humanität, die es uns ermöglicht, Organspendern und ihren Angehörigen den Respekt und die Achtung entgegenzubringen, die sie verdienen« (2000: 900). Wie bitter, dass ein solcher Hinweis notwendig scheint.

Nun, nach der Beendigung der Explantation, ist der Patient auch im herkömmlichen Sinne verstorben. Sein Herz, seine Nieren, seine Leber, vielleicht auch seine Lunge oder Bauchspeicheldrüse sind – tiefgekühlt und gut verpackt –

auf dem Weg in eine andere Klinik und zu einem anderen Menschen, der schon Nachricht bekommen hat, dass heute sein *Tag X* gekommen ist. Bald schon werden sie erwärmt werden vom Blut des Empfängers, das sie dann durchströmt.

10. Warten auf *Tag X* – Auf der Warteliste

»Von dem Augenblick an, da man mir mitteilte, dass mir ein neues Herz eingepflanzt werden musste, konnten alle Zeichen und alle Anhaltspunkte in eine Bewegung des Schwankens und der Umkehrung geraten. Es bedurfte dazu natürlich nicht des Nachdenkens, ja nicht einmal des Ausmachens einer Handlung oder einer Umwandlung. Da war einfach das körperliche Gefühl einer Leere, die sich bereits in der Brust auftat, als würde die Luft angehalten und der Atem stillstehen.« (Nancy 2000: 13)

Die Mitteilung »Jetzt hilft nur noch eine Transplantation« ist ein Schock. Diese Konfrontation mit der eigenen Endlichkeit und Todesbedrohung trifft die meisten Menschen unvorbereitet und löst tiefe Angst aus. Manche haben dies vielleicht aufgrund ihrer schweren, aller Wahrscheinlichkeit nach tödlich verlaufenden chronischen Erkrankung schon kommen sehen (z. B. bei Mukoviszidose), andere erreichten mehr oder weniger plötzlich einen lebensbedrohlichen Zustand (etwa bei Leberzirrhose, Herzinfarkt oder einer Herzmuskelentzündung). Manch einer bekommt diese Nachricht gar nach einem Zufallsbefund bei Routineuntersuchungen: Eben noch gesund, sehen diese Patienten sich mit einer tödlichen Diagnose und der Nachricht »nur eine Transplantation kann noch helfen« konfrontiert, obwohl sie sich »immer noch gut fühlen«. Das Schicksal einer lebensbedrohlichen Krankheit teilen diese Patienten mit vielen anderen, doch kommen mit der Option »Transplantation« zusätzlich Schwierigkeiten und Belastungen auf sie zu – trotz aller Hoffnung, die in ihr liegt.

Wie eine Entscheidung fällen angesichts der wenngleich letztlich rettenden, aber doch auch Angst auslösenden Möglichkeit einer Organtransplantation? »Ich komme nicht um die Frage herum, ob ich überhaupt ein Recht darauf habe, mich transplantieren zu lassen. Würde ich mir durch die Einwilligung zur Transplantation nicht etwas anmaßen, was mir gar nicht zusteht? Würde ich mich nicht schuldig machen in einem Ausmaß, wie es gar nie abzutragen wäre?«, fragte sich der Psychotherapeut Hans-Rudolf Müller-Nienstedt vor seiner Transplantation (1996: 57 f.). Jahre danach reflektiert er seine Entscheidung so: »Es ist, wie wenn ich mir etwas nehme, was für mich bestimmt ist. So nahm ich das Angebot der Lebertransplantation an, gab damit mein Einverständnis in diesen ›Handel‹ mit Leben und Tod, der damit rechnet, dass dann jemand transplantiert werden kann, wenn vorher jemand sein Leben verliert« (Müller-Nienstedt 2000: 24).

In die Einwilligung zu einer Transplantation spielen verschiedene Faktoren hinein. Sie ist abhängig von der Schwere der Erkrankung und wie bedrohlich sich die Situation für die Betroffenen anfühlt. Sind sie schon sehr geschwächt oder stark beeinträchtigt von ihrer Erkrankung – zum Beispiel schwer herzerkrankte Patienten, die nur noch liegen können, oder Lebererkrankte in fortgeschrittenem Stadium –, spüren sie die Lebensbedrohung und müssen entscheiden: Gehe ich den Weg des Sterbens oder sage ich ja zu dieser letzten Möglichkeit, in der Hoffnung, dass ein rettendes Organ mich rechtzeitig erreicht? Patienten, die sich trotz ihrer schweren Erkrankung noch recht gut fühlen (z. B. Dialysepatienten, die die Dialyse relativ gut vertragen), müssen sich fragen, ob und wann sie das Risiko einer Transplantation auf sich nehmen. Denn auch bei immer besseren Langzeitüberlebensraten nach einer Transplantation gilt: Der Ausgang ist zunächst einmal ungewiss. Fühlen sich Patienten noch recht wohl, auch wenn die medizinischen Diagnosen dagegen sprechen, zögern sie die Entscheidung eher hinaus. »Und jetzt muss ich mich auf einen Entscheid einstellen, der aus meiner Befindlichkeit gar nicht begründbar ist«, schreibt Hans-Rudolf Müller-Nienstedt (1996: 61). Da steht *Befund* gegen *Befinden*. Auch der Tod von Mitpatienten, die man vielleicht schon seit Jahren kennt (etwa über die gemeinsame Dialyse oder Selbsthilfegruppen), lässt das eigene Sterben näher rücken und kann eine Entscheidung bewirken. Meist führt dann die am eigenen Leib verspürte Todesbedrohung bzw. massive Verschlechterung des gesundheitlichen Zustandes Patienten dazu, in eine Transplantation einzuwilligen.

Chronische Krankheiten mit langem bzw. langsamem Verlauf, deren letztlich tödliches Ende den Erkrankten bewusst ist, führen früh zu einer Auseinandersetzung mit der eigenen Endlichkeit. Doch sei es ein großer Unterschied, »ob man nur weiß, dass die Lebenserwartung stark begrenzt ist oder ob man das bereits fühlen kann. Solange der Kranke nur weiß, kann er das gut verdrängen«, sagt der Sozialpädagoge Michael Hohmeyer (2001: 328) aus eigener wie aus der Erfahrung mit Patienten, die er begleitet hat. Er habe schon Wartepatienten betreut, die gesagt haben, »ich lasse das doch nicht machen. So kann ich noch vielleicht ein Jahr lang leben. Aber wenn ich in einem halben Jahr mein Herz kriege, sterbe ich bei der Transplantation, dann hab ich nur ein halbes Jahr gelebt«. Bei ihren Überlegungen ziehen die Patienten den Stand der medizinischen Entwicklung, vor allem die Überlebensstatistiken mit ein und nehmen häufig Kontakt zu bereits transplantierten Patienten auf, um sich über ›das Leben danach‹ zu informieren. So erklärt eine langjährige Dialysepatientin ihre zögerliche Haltung gegenüber einer Transplantation, wenngleich sie psychisch und körperlich stark unter der Dialyse litt, folgendermaßen: »Was du hier hast, weißt du, und was dann kommt, das habe ich als hohes Risiko eingeschätzt.«

Bei der Entscheidung spielt auch eine Rolle, wie die Möglichkeit einer Transplantation den Patienten von ihren Ärzten nahegebracht wird. Mir berichteten Organempfänger, dass es hieß, »dann besorgen wir Ihnen ein neues Herz!«, ohne dass genauer über die Begleiterscheinungen oder ethischen Fragen, die damit einhergehen, gesprochen wurde. Während unserer Untersuchungen sprachen wir mit einer Seelsorgerin, die genau beschreiben konnte, welcher Arzt in ihrer Klinik wie aufklärte: »Der eine deckte die Möglichkeiten auf und ließ den Patienten Zeit für die Entscheidung, da wurde ich dann dazugerufen. Und es gab Ärzte, die gingen rein und sagten: ›So, jetzt bleibt nur die Transplantation‹, so dass der Patient auf die andere Seite gar nicht hingedacht hat. Mit der Möglichkeit, sich auf das Sterben vorzubereiten, hat er sich dann gar nicht befasst, und oft blieb das dann auch so.« Sie berichtet, dass die Ärzte sich in ihrem Gespräch stark auf die *objektive* medizinische Einschätzung des körperlichen Zustandes der Patienten konzentrierten, doch gebe es ihrer Erfahrung nach eben auch eine *subjektive* Ebene der Entscheidungsfindung, die viel mit der leiblich-emotionalen Wahrnehmung der Patienten zu tun habe. Dies berühre den Bereich der »Ahnung« oder eines inneren Wissens um die verbleibende Kraft und Lebenszeit. So habe ein Patient gesagt, »Gut, Transplantation akzeptiere ich. Ich weiß, ich muss lange warten. Ich habe Zeit, bis die Weltmeisterschaft vorbei ist, dann ist bei mir auch Schicht.« Die Seelsorgerin sah darin ein Zeichen, dass seine Kraft für diese Zeit ausreiche. Kurz nach der Weltmeisterschaft sei er dann auch tatsächlich verstorben.

Eine Organtransplantation ist die einzige medizinische Therapieform, bei der das Überleben eines Patienten vom Tod eines anderen Menschen abhängt. Ein Teil des Verstorbenen geht in den Körper des Überlebenden über – eine körperliche Verbindung von zwei Menschen, die sich zu Lebzeiten nie begegnet sind. Die Auseinandersetzung mit den Themen »Warten auf den Tod eines anderen Menschen«, »Integration eines fremden Körperteils« oder »Veränderte Identität durch den Spender« ist bedrohlich. Sie ist es *vor* einer Transplantation, könnte sie doch dazu führen, dass man auf ein Organ verzichten und den Weg des Sterbens gehen müsste – keine Angst ist so groß wie die um das eigene Leben! Und sie ist es *nach* einer Transplantation – denn dann kann sie die eigene Identität und Daseinsberechtigung in Frage stellen.

Zudem stellen sich manche Menschen vor der Transplantation die Frage, ob man denn mit dieser Grenzüberschreitung würde leben können. »Die Idee, etwas so großes, fremdes, die Leber einer andern Person, in mir selbst integrieren zu müssen, übersteigt zur Zeit noch meine Vorstellungsmöglichkeiten«, schreibt Hans-Rudolf Müller-Nienstedt (1996: 58). Manch einer empfindet zunächst Scham oder auch Ekel darüber, dass ein noch vitales Organ eines Menschen in seinem eigenen Körper Platz finden sollte. »Das war so abstoßend, dass ich nun mit einem Fleisch eines anderen leben sollte, das war ein völlig fremder Gedanke«, wurde mir von der Empfängerin einer Leber gesagt.

Erst muss jemand sterben ...

»Auf meine Gefühle angesprochen, habe ich größte Mühe, dem allgemeinen Unwohlsein einen Namen zu geben. Am ehesten Schuld und Scham, ein Tabu zu brechen, indem ich einem Lebenden praktisch den Tod wünsche, um selbst überleben zu können«, schreibt der Arzt und Psychotherapeut Hans-Rudolf Müller-Nienstedt über seine Entscheidung zu einer Lebertransplantation (1996: 68). Der Kampf um das eigene Überleben und das Warten auf den Tod eines anderen Menschen – das ist ein Wettlauf mit der eigenen verbleibenden Lebenszeit.

Die Hoffnung auf *Tag X* ist zwangsläufig mit Gedanken an den Tod eines anderen Menschen verknüpft. Auf den Tod eines Menschen zu warten, gar zu hoffen, ist aber ein Unding, ein Tabu und für Betroffene extrem belastend. »Ich lag schon seit Monaten im Krankenhaus, guckte raus, blauer Himmel, weiße Wolken«, erzählt Herr J., 64, in einem Interview mit der Süddeutschen Zeitung. »Morgens in den Frühnachrichten hatten sie gemeldet, dass in der Nähe ein Motorradfahrer schwer verunglückt sei. Und plötzlich höre ich draußen die Rotoren eines Hubschraubers, und mich durchfährt ein Gedanke: Vielleicht ist das der Motorradfahrer, vielleicht ist das mein Herz! Und im gleichen Moment erschrecke ich: Was denkst du da! Ich habe mich so geschämt, ich habe bitterlich geheult und zu Gott gebetet: lieber Gott, lass diesen Menschen weiterleben. Ich war am Ende. Wie habe ich diesen schlimmen Gedanken gehabt? Ich frage mich das heute noch« (Süddeutsche Zeitung Magazin 2008: 34 f.).

Häufig wird das Thema »Warten auf den Tod des Organspenders« verdrängt oder zumindest darüber geschwiegen. Manche Patienten brauchen all ihre Kräfte, um zu überleben, und können sich nicht mit dieser Frage auseinandersetzen. Es kann aber auch zu makabren Äußerungen führen. Herztransplantierte, die mit der Volkskundlerin Oliva Wiebel-Fanderl über ihre Erfahrung sprachen, sagten ihr, sie fänden es »verlogen«, wenn dieser Aspekt der Transplantationsgeschichte ausgeblendet würde. So erläuterte ihr ein 30-jähriger Herztransplantierter: »In diesem Moment würdest Du für den Arzt, der Dir helfen kann, jeden mit einem Messer niederstechen. Die Not kann sich jemand, der gesund ist, gar nicht vorstellen. Du willst nur noch eines – endlich wieder Luft bekommen. Da geht es nur noch um Dich. Das ist schlimmer wie im Krieg, wo Du immer noch hoffen kannst, daß es im Graben den anderen erwischen kann« (nach Wiebel-Fanderl 2000: 192).

Ein auf ein Herz wartender Motorradfahrer musste sich laut Wiebel-Fanderl dagegen von seinen Kameraden fragen lassen »Wem von uns wünschst Du denn den Tod?« (ebd.: 203). Manchen Wartepatienten werde auch Mut gemacht auf Zeiten, in denen vermehrt mit tödlichen Ereignissen zu rechnen sei, ob das nun die für Motorradfahrer unfallträchtige Herbstzeit oder das Münchner Oktoberfest ist (ebd.: 32). Organempfänger sind nicht schuld am Tod ihres Spenders, doch sie profitieren davon – was zu Schuldgefühlen führen kann. Dieses Zusammentreffen von Angst, Schuld, Scham und Überlebenstrieb bei stark beeinträchtigter Gesundheit ist eine außerordentliche Belastung, die in manchen Studien mit dem Stress bei Überlebenden von Schiffbrüchen und Kriegsgefangenschaft gleichgesetzt wird (Bunzel 1993: 32). So erzählt mir die Empfängerin einer Leber, dass sie einer Transplantation erst zustimmen konnte, nachdem sie für sich die Frage geklärt hatte: »Warum musste er sterben und ich darf leben?«. Auch machen viele sich Gedanken über die Trauer und den Schmerz, den der Tod des Organspenders in einer andere Familie auslösen wird: »Da hab ich mich sehr mit belastet«, erzählte mir eine Dialysepatientin. »Ich hatte einfach dieses Bild vor mir, ›Du willst eine Niere haben, und was gibt das für ein Elend in anderen Familien, wenn meinetwegen ein junger Vater, der Ernährer von der Familie ... oder eine Mutter ... kleine Kinder bleiben zurück ... ‹« Es geht um das Gefühl der Schuld, dass das eigene Weiterleben ursächlich mit dem Tod und Leid anderer Menschen verknüpft ist. Es geht auch um Überlebensschuld – gegenüber dem Organspender und gegenüber Mitpatienten, die an ihrer Erkrankung versterben. Hier steht Leben gegen Leben.

Die Entscheidung braucht Zeit

Sich an den Gedanken einer Transplantation zu gewöhnen und dann zu einem klaren »Ja« zu kommen braucht Zeit, und die Transplantationskandidaten benötigen diese Zeit, um zu einer eigenen Entscheidung zu finden und sicher dazu zu stehen, schreibt der Psychosomatiker Wolfgang Albert. Ambivalenzen gegenüber der Annahme eines fremden Organs könnten sich im Nachhinein nicht nur als psychische Belastung auswirken, sondern außerdem zu körperlichen Komplikationen führen (Albert 2004: 10). Auch die Psychologin Elisabeth Wellendorfs betont aus ihrer Erfahrung in der Betreuung von Kindern und Jugendlichen auf der Warteliste für eine Organtransplantation, wie wichtig eine freie Entscheidung für die Betroffenen ist und dass sie für die notwendige Auseinandersetzung Raum und Zeit und möglichst auch professionelle Unterstützung haben sollten. Sie ist überzeugt, dass niemand das Recht hat, in Entscheidungsprozesse einzugreifen, bei denen es um Leben und Tod geht, egal wie lange es dauert (Wellendorf 1993: 76).

So sieht es auch der Sozialpädagoge Michael Hohmeyer: »[D]ie Entscheidung für oder gegen die Transplantation [muß] der Patient ganz alleine treffen und zwar auf der Grundlage weitestgehender Informiertheit über alle Verantwortlichkeiten, die er mit seiner Entscheidung übernimmt. Wenn ein Patient umfassend Gelegenheit bekommt, sich darüber zu erkundigen, was mit der Wartezeit, mit der Transplantation und der Zeit danach auf ihn zukommt bzw. wenn er weiß, wie er sein weiteres Leben und sein Sterben erleben wird, wenn er sich gegen die Transplantation entscheidet, dann erst kann er sich weitgehend frei entscheiden. [...] Günstigstenfalls sollte ein Patient, dessen weiterer Weg noch völlig unklar ist, sämtliche Informationen sammeln dürfen, die von der Qualität seines gegenwärtigen Lebens über die Möglichkeiten einer wertvollen Gestaltung eines noch reduzierteren Daseins, die Qualität des bewußt erlebten Sterbens, die Qualität der Lebenssituation auf der Warteliste, den Anstrengungen der Operation bis hin zu den Risiken und Schwierigkeiten, aber auch den neuen Lebensmöglichkeiten mit einer gesunden Lunge reichen. Erst wenn alle diese Qualitäten und Daseinsformen sich dem Patienten quasi wie ein riesiger Markt der Möglichkeiten darstellen, ist Wert-Fühlen, ist Be-gut-Achtung und letztlich eine verantwortliche Entscheidung möglich« (1993: 128 f.).

Diese Themen sind nicht nur für die Transplantationskandidaten eine ernste Herausforderung, sondern auch für die Angehörigen, die Krankenschwestern und -pfleger und die behandelnden Ärzte. Sie alle kämpfen mit um das Leben dieses Menschen, und es kann sein, dass sich während dieser Zeit der Auseinandersetzung der Zustand der Patienten soweit verschlechtert, dass eine Organtransplantation (bei entsprechend langer Wartezeit auf ein passendes Organ) nicht mehr möglich ist.

Warten ...

Wann beginnt das Warten auf die Transplantation? Für Michael Hohmeyer war es der Moment, als er von der ersten Herz-Lungen-Transplantation in Deutschland hörte, die erfolgreich verlaufen war. Den Jungen kannte er noch von früher. Von diesem Moment an begann er sein Leben auf die Transplantation auszurichten, auch wenn er erst ein halbes Jahr später auf die Warteliste aufgenommen wurde. »Das Hier und Jetzt genießen, die kleinen mir verbliebenen Freiräume bewusst erleben? Brauch ich jetzt nicht mehr, so dachte ich jedenfalls. Es zählte nicht mehr das, was ich noch vom Leben hatte, augenblicklich zählte nur noch das, was ich wieder erreichen könnte. Restlebenszeit auskosten, mich verabschieden von den Dingen, Menschen begegnen? Wieso?! War doch gar nicht mehr nötig. Die Besuche kosten doch nur Zeit!« (Hohmeyer 2001: 330) – und die brauchte er jetzt für die aufwendige und Kraft zehrende Therapie seiner Lunge. Wie sah ein Tag in dieser Zeit für ihn aus? »Eine Nasensonde führte mir über 24 Stunden konzentrierten Sauerstoff zu. Abends legte ich mir eine Magensonde, um nachts über eine Pumpe zusätzlich mit hochkalorischen Nährstoffkonzentraten versorgt zu werden. Drei- bis viermal am Tag saß ich für ca. eineinhalb Stunden an einem Tischchen, auf dem mein Inhaliergerät und ein Spucknäpfchen standen. Mittels spezieller Atemtechniken versuchte ich, das Sekret in meiner Lunge zu lösen und möglichst ohne den quälenden Husten herauszubefördern. Zuletzt konnte ich nur noch an ›guten‹ Tagen mein Klinikzimmer verlassen – allerdings auch dann nur im Rollstuhl und mit Sauerstoff« (ebd.: 329).

Das Warten auf ein Organ verändert das Leben in dieser kritischen, lebensbedrohlichen Situation: Einerseits kämpfen Patienten noch in Phasen, deren Leiden sie sonst möglicherweise nicht mehr hätten ertragen müssen, andererseits verhindert die Konzentration auf das »Am-Leben-Bleiben bis Tag X« eine Vorbereitung auf das Sterben, erläutert Michael Hohmeyer: »Während der Sterbende grundsätzlich die Chance hat, seine letzte Lebensphase bewußt zu gestalten und zu er-leben, scheint dies dem Wartepatienten verwehrt. Der Sterbende lebt ganz im Augenblick und kann sich noch über kleine Dinge freuen. Er kann Abschied nehmen von Hoffnungen, von Dingen, von Menschen. Die Aufmerksamkeit des Wartepatienten ist demhingegen viel eher verengt. Sie konzentriert sich auf das Durchhalten und die große Hoffnung in der Zukunft. Dinge im Augenblick, Geschehnisse, die typisch für die Krankensituation sind, interessieren nicht mehr« (Hohmeyer 1993: 98).

»Im Kern sind die Patienten zerrissen zwischen der Hoffnung auf ein Weiterleben und dem Gedanken, die ihnen noch verbleibende Zeit dem Abschiednehmen zu widmen, ihre Angelegenheiten noch abschließend zu ordnen«, schreibt der Psychosomatiker Wolfgang Albert (2004: 11).

Den Patienten, die in der Wartezeit auf ein Organ versterben, ist damit die Chance einer inneren Entwicklung zum Tode hin genommen: »Restlebenszeit bewusst auszukosten, die Sinnchancen, die auch ein solches Leben noch bietet, zu erkennen und zu ergreifen. Sterbebegleitung ist bei solchen Menschen nicht möglich, denn sie wollen ja leben«, meint Michael Hohmeyer (2001: 330). Manche Patienten können da in die »Hoffnungsfalle« tappen, denn: »Je größer die Not wird, desto stärker hoffen die Patienten, die ersehnte Benachrichtigung könnte jeden Augenblick erfolgen« (ebd.: 330). Ein Freund von ihm ließ sich sogar, als er gar nicht mehr anders konnte, in ein künstliches Koma verlegen, um weiter zu warten – und verstarb so.

Schicksalsbanden

Mit der Aufnahme auf die Warteliste für eine Organtransplantation erfährt ein Patient seine Existenz als schon in die Zukunft hineinreichend mit anderen Schicksalen verbunden: mit der Entscheidung der Ärzte, möglichen Organzuteilungsverfahren, der Anzahl der Mitpatienten, die ebenfalls auf der Warteliste sind und vielleicht vorher oder genauso dringend dran sind – und der zukünftige Tod eines passenden Spenders. Das Überleben oder aber die Leidensminderung liegen nicht mehr bzw. nicht mehr ausschließlich in der Person selbst begründet. Es sind nun äußere Faktoren, die das Ob und Wie des eigenen Überlebens bestimmen.

»Es ist nicht schwer, sich das Verwickelte dieses Zusammenspiels von Fremden vorzustellen, die eingreifen, wo ›ich‹ am empfindlichsten bin«, schreibt der Philosoph

Jean-Luc Nancy. »Die Ärzte, die ein regelrechtes Team bilden, greifen viel stärker ein, als ich gedacht hätte. Sie müssen zunächst über die Indikation entscheiden, dann die Verpflanzung vorschlagen, sie nicht einfach aufzwingen« (Nancy 2000: 19). Die Ärzte müssen auch über die Eintragung in eine Warteliste entscheiden, setzt Jean-Luc Nancy fort, »über eine Eintragung, die mit dem Treffen einer Wahl einhergeht. Sie werden mir von jemandem berichten, der offensichtlich nicht in der Lage ist, nach der Verpflanzung für die erforderliche ärztliche Betreuung zu sorgen und sich um die Medikamentierung zu kümmern. [...] Ich werde nie die Frage stellen: Wie entscheidet man und wer trifft eine Entscheidung, wenn ein für die Verpflanzung verfügbares Organ mehr als nur einem wartenden Patienten dienen könnte? Es ist bekannt, dass die Nachfrage das Angebot übersteigt ... Von Anfang an ist mein Überleben und Weiterleben in einen komplexen, von Fremden und Fremdartigem gebildeten Prozeß verwickelt« (ebd.: 21). Auch Hans-Rudolf Müller-Nienstedt hatte vor seiner Transplantation ähnliche Gedanken: »Und wenn jemand stirbt, wer entscheidet dann, ob es ein ›Recht‹ darauf gibt, sich seiner Organe zu bedienen, wer entscheidet über die Auswahl des Nutznießers?« (1996: 58)

Manche Patienten haben Angst, auch ein »guter Transplantationskandidat« zu sein, »das heißt die Patienten sind bemüht als angepasst, physisch und psychisch stark zu erscheinen, um auch in Konkurrenz zu anderen auf die Warteliste aufgenommen zu werden. Entsprechend stark kann das Stresserleben sein und Ängste wie Depressionen stehen neben einer euphorischen Erwartung«, legt der Psychosomatiker Wolfgang Albert dar (2004: 10). Die Abhängigkeit von dem entsprechenden Transplantationszentrum und die Preisgabe auch seines Innersten an diese Institution sind gewaltig – so etwas gibt es bei kaum einer anderen Therapie. Wer muss denn schon auch noch psychologischen Kriterien gerecht werden, bevor er zum Beispiel eine Chemotherapie bekommen kann?

Es wird deutlich: Eine Organübertragung mag ›medizinischer Standard‹ sein, eine ›normale Behandlungsmethode‹ ist sie nicht. Sie erfordert in unvergleichlicher Weise die Mitarbeit und innere Stärke der Patienten und auch ihrer Familie und des sozialen Umfeldes. Ist dieses nämlich stabil und bietet es genügend Unterstützung, ist der Erfolg einer Transplantation umso gesicherter, weisen wissenschaftliche Studien nach (Erim/Köllner 2007: 603). Und da es nicht genügend Organe gibt, spielen neben den medizinischen Kriterien immer auch persönliche mit hinein, die einem einen Platz auf der Warteliste sichern. Etablierte Tests, die in der Auswahl von Patienten für die Warteliste eingesetzt werden, beinhalten neben der diagnostischen Einschätzung über psychiatrische Vorerkrankungen auch Aspekte des Gesundheitsverhaltens, etwa Nikotin- oder Alkoholkonsum, und die vorhandenen Unterstützungsmöglichkeiten durch Familie und Freundeskreis (ebd.: 604). All dies ist wichtig, um die *Compliance* der Patienten abschätzen zu können, also möglichst sicherzugehen, dass sie die medizinischen Ratschläge befolgen, ihre Medikamente regelmäßig einnehmen, sich an Therapiepläne halten und regelmäßig zu den Nachsorgeuntersuchungen gehen. Tun sie dies nicht, verringert sich ihre Überlebenszeit: »Compliance-Störungen werden für bis zu 25 Prozent aller Todesfälle nach einer Organtransplantation verantwortlich gemacht«, ist in einem psychotherapeutischen Lehrbuch zu lesen (ebd.: 603).

Gerechtigkeit in der Zuteilung von Leben oder Sterben? Die kann es nicht geben. In der Medizin wird heute bei der Zuteilung von Gesundheitsleistungen – und das sind eben längst nicht nur Transplantationen – von »Priorisierung« gesprochen: bei erhöhter Nachfrage nach begrenzten Ressourcen im Gesundheitssystem können nicht alle Leistungen für alle, die sie benötigen, zur Verfügung gestellt werden. Das betrifft auf der gesundheitsökonomischen Ebene die Frage, wie viele Mittel im Gesundheitssystem in ein teures und aufwendiges Therapieverfahren wie die Transplantationsmedizin fließen und welcher Anteil etwa für die Basisgesundheitsversorgung vorgesehen wird, durch die teilweise der Einsatz von teuren Medizinverfahren vermieden werden kann. Auf der konkreten Ebene der Organverteilung spricht man von der Allokation der Organe. Da es nicht genügend Organe für alle auf der Warteliste stehenden Patienten gibt, muss also entschieden werden, wer Vorrang hat. Neben medizinischen Kriterien und Überlegungen zum größtmöglichen Nutzen der Investition (*outcome*) spielen auch psychosoziale Kriterien mit hinein, die, wie erwähnt, sich positiv oder negativ auf das Langzeitüberleben von Transplantatempfängern auswirken können. Dazu gehören Alter, Familienstand, Beruf, psychische Stabilität, bisheriger Umfang belastender Lebenssituationen, Gesundheitsverhalten und Ähnliches (ebd.: 604).

Diese Situation ist ein Dilemma, in dem es letztlich keine richtigen Entscheidungen gibt. Denn wer mag beurteilen, wem eine Chance zusteht und wem nicht? In der öffentlichen Diskussion kann dies schnell makabre Züge annehmen. Das hat im Sommer 2007 eine niederländische Fernsehshow des Senders BNN gezeigt, in der eine angeblich sterbenskranke Frau, die nach ihrem Tod ihre Nieren spenden wollte, aus einer Anzahl von Kandidaten den ›Gewinner‹ des Organs festlegen sollte. Ein Scherz sollte es gewesen sein, wurde die Öffentlichkeit hinterher aufgeklärt, eine drastische Show, um auf den Organmangel publikumsträchtig hinzuweisen. Ein schlechter Scherz und ein dummer noch dazu – leistete er doch gerade dem Gedanken Vorschub, der eine hätte das Überleben tatsächlich verdient und der andere eben nicht. Wer mag sich aufschwingen, ein solches Urteil zu fällen – und zu glauben, es sei gerecht? Die Todesstrafe haben wir schon lange abgeschafft. Das Recht auf Leben steht jedem bedingungslos zu – das gilt für Menschen, die etwa durch einen Mord schwere Schuld auf sich geladen haben, doch erst recht für jene, die einfach nur krank sind.

Den anderen Weg gehen ...

Nicht alle Menschen erreicht rechtzeitig ein rettendes Organ. Doch Formulierungen wie »Tod durch Organmangel« oder »Tod auf der Warteliste« verschleiern die Tatsache, dass die eigentliche Todesursache in erster Linie in einer schweren Erkrankung liegt. Stattdessen wird nun die Gesellschaft (mit ihren Regelungen) und die spendenunwillige Bevölkerung für den Tod des Patienten verantwortlich gemacht – also Faktoren, die *außerhalb* dieses Menschen liegen. »Ein fehlendes Spenderorgan riss sie aus unserer Mitte ...« klagt deshalb der Sohn einer Frau, die an einer schweren Lebererkrankung verstarb, in der Todesanzeige an – als reißerische Überschrift eines Artikels war es in der Lokalpresse zu lesen (Express Düsseldorf 2001). »Es gibt nie einen Anspruch auf Organe von Anderen. Sterben auf der Warteliste darf deshalb auch nicht dem sog. Organmangel angelastet werden, sondern ist und bleibt die Folge des eigenen Organversagens resp. der eigenen Krankheit«, setzt der selbst lebertransplantierte Hans-Rudolf Müller-Nienstedt dieser Auffassung entgegen (2000: 25).

Für die Medizin steht der »Kampf gegen den Tod« an erster Stelle. In dieser Logik hat eine Entscheidung *gegen* eine Transplantation und *für* das Sterben keinen Platz. Sie kann nicht gesehen werden, ja, darf gar nicht existieren! Fragt man nach Patienten, die sich gegen eine Organtransplantation entschieden haben, obwohl dies ihren Tod in absehbarer Zeit bedeutet, stößt man auf große Zurückhaltung. Bei Selbsthilfegruppen und Sportveranstaltungen für Organtransplantierte erlebte ich nur selten, dass dieses Thema angesprochen wurde. Auch in der medizinischen Literatur findet man dazu kaum etwas. Doch es gibt Patienten, die auf die Möglichkeit einer Transplantation verzichten; allerdings ist schwer zu schätzen, wie viele es sein mögen. Eine Studie aus den 1990er Jahren spricht von etwa 15 Prozent (Albert 2004: 10).

Die Psychologin Elisabeth Wellendorf erwähnt in ihrem Buch zur Organtransplantation eine 15-jährige Patientin, die keine Transplantation wollte: »[I]ch will das nicht, ich kann nicht mit den Organen eines Toten leben, ich möchte lieber sterben« (nach Wellendorf 1993: 76). Über eine Krankenhausseelsorgerin hörte ich von zwei Patienten, die sich nicht auf die Warteliste für eine Transplantation haben setzen lassen. Der eine Patient hatte seine ärztliche Diagnose bereits vier Jahre überlebt. Die andere Patientin sei auch im Endstadium ihrer Lebererkrankung bei ihrer Entscheidung geblieben, obwohl sie da bereits wusste, was an körperlichen Leiden in der Sterbephase auf sie zukommen würde. »Ich denke immer wieder über die Möglichkeit nach«, habe die Patientin der Seelsorgerin gesagt, »aber ich merke, meine Entscheidung ist richtig für mich«. In einem Leserbrief in der Frankfurter Allgemeinen Zeitung (2000) berichtete jemand von seinem Freund, der eine Herztransplantation abgelehnt hatte. Er habe weder die damit verbundene Lebensumstellung noch die Belastung für die Familie und die finanzielle Belastung von Familie und Gesellschaft durch die hohen Folgekosten gewollt und ist an seiner Erkrankung gestorben.

Der Sozialpädagoge Michael Hohmeyer (1993), tätig in der Betreuung von Mukoviszidose- und lungentransplantierten Patienten, ist der Meinung, dass auch das Hinauszögern der Entscheidung, sich auf die Warteliste setzen zu lassen, eine unbewusste Entscheidung gegen eine Transplantation sein könnte: dann nämlich, wenn man sich so spät entscheidet, dass man letztlich keine Chance mehr hat. Auch der Familie gegenüber sei es nicht einfach auszusprechen, dass man nicht transplantiert werden möchte. Dass dabei ethische Fragen eine Rolle spielten, habe er persönlich nicht erlebt, meist seien es die großen Ängste der Patienten gewesen.

Über persönliche Kontakte erfuhr ich von einer Frau, deren herzkranker Ehemann nach reiflicher Überlegung eine Transplantation abgelehnt hatte. Bei einem Treffen schilderte sie mir, wie es damals gewesen war. Im Alter von etwa 50 Jahren, nach seinem zweiten Herzinfarkt, hatten die Ärzte ihrem Mann gesagt, dass nur eine Transplantation ihn noch retten könnte. Bei seinen Überlegungen spielten die Erfolgschancen einer Transplantation, die zu erwartende Lebensqualität danach, aber auch ethische Aspekte eine Rolle. Die Ärzte versuchten noch, ihn mit Organempfängern bekannt zu machen, um ihm Mut und Vertrauen zu geben, doch er verzichtete. Seine Frau berichtete mir, dass die Entscheidung ihres Mannes bei den Ärzten auf Unverständnis stieß. Ihr selbst sei es zunächst ebenfalls sehr schwer gefallen, die Entscheidung ihres Mannes zu akzeptieren. Sie habe noch versucht, ihn umzustimmen, aber irgendwann eingesehen, dass es sein Leben ist, über das er entscheidet, und sie kein Recht hatte, ihn da zu beeinflussen. Ihr Mann starb etwa ein Jahr später an einem Infarkt.

Ein Plädoyer wie von der Psychologin Elisabeth Wellendorf, »das Sterben als eine wirkliche Alternative zur Transplantation zu sehen«, hört man nur selten (1993: 169). Der Druck der Familie und der behandelnden Ärzte ist häufig sehr groß, sich dagegen aufzulehnen sehr schwer, zumal man diesen Menschen durch die lange Zeit der Erkrankung schon so viel verdankt. Eine Seelsorgerin berichtete von einer bereits mehrfach transplantierten jungen Frau, die einen erneuten Versuch ablehnte; Familie und Ärzte haben sie jedoch dazu ermutigt. Als sie in eine Krankheitskrise kam und Todesangst verspürte, ließ sie sich doch auf die Warteliste setzen und bekam noch rechtzeitig ein neues Organ. Kurz darauf ist sie verstorben. Die Seelsorgerin fragte sich im Nachhinein: »Wenn wir alle – Ärzte, Schwestern, Seelsorger – gesagt hätten, ›Wir begleiten dich, wenn es schlimm wird, wenn es schwer für dich wird‹. Ob das dann anders verlaufen wäre?«

Verpflichtung zum Leben

Der Soziologe Jean Baudrillard glaubt, dass man sich eines Tages das Recht auf den eigenen Tod werde erkämpfen müssen: »Ebenso wie die Moral vorschreibt: ›Du sollst nicht töten‹, so schreibt sie heute vor: ›Du sollst nicht sterben‹ – jedenfalls nicht so, wie du willst, und wenn überhaupt, dann nur wenn Gesetz und Medizin es erlauben« (1991: 277). Ein Fall aus England scheint ihm Recht zu geben. Ein 15-jähriges Mädchen, das plötzlich und sehr schwer erkrankte, sodass eine Herztransplantation ihre einzige Überlebenschance blieb, lehnte die Transplantation zunächst ab. »Das ist so schwer, das alles zu begreifen«, sagte das Mädchen. »Ich fühle mich so selbstsüchtig. Wenn ich das Transplantat hätte, wäre ich nicht glücklich. Wenn ich sterben würde, wäre meine Familie traurig. Der Tod ist endgültig – ich weiß, dass ich meine Meinung dann nicht mehr ändern kann. Ich möchte nicht sterben, aber ich möchte lieber sterben als transplantiert zu werden und das Herz von jemand anderem zu haben. Ich möchte lieber mit 15 Jahren mit meinem eigenen Herzen sterben. Ich würde mich anders fühlen mit einem fremden Herzen – das ist Grund genug, keine Transplantation zu haben, sogar wenn sie mein Leben retten würde«. Ein britisches Gericht entschied, dass sie auch gegen ihren Willen transplantiert werden sollte, da sie aufgrund ihres jungen Alters mit der plötzlichen und ausweglosen Erkrankung und dieser Entscheidung überfordert sei. Einem Bericht des European Guardian zufolge habe das Mädchen nach diesem Urteil schließlich doch noch in die Transplantation eingewilligt (16.7.1999).

Anders verlief es bei der 13-jährigen Hannah aus einem kleinen Ort bei London. Gerade als ich dieses Kapitel schreibe, höre ich am 12. November 2008 im Auto in den Nachrichten eines britischen Senders (BFBA1) von ihrer Geschichte: Sie erkrankte im Alter von vier Jahren an Leukämie. Durch die bisherige Behandlung ist ihr Herz mittlerweile so geschwächt, dass ihr eine Herztransplantation nahegelegt wird. Doch sie möchte nicht und wird dabei von ihrer Familie unterstützt. Mit einer Transplantation ginge sie das Risiko ein, den Eingriff nicht zu überleben oder erneut an Leukämie zu erkranken. Die sie behandelnde Klinik drohte damit, sie zwangseinweisen zu lassen. Doch letztlich wurde ihre Entscheidung von den britischen Behörden akzeptiert. »Ich war zuviel im Krankenhaus – ich hatte zuviel Traumata erlebt«, sagte sie im Radiointerview. Viel könne sie nicht mehr machen, weil sie schon so schwach sei, erzählt sie weiter. Ihr größter Wunsch? Einmal noch nach Disney World, um die Parade zu sehen. Doch für diesen Ausflug ist die Zustimmung ihrer Krankenversicherung notwendig, und dieser ist das Risiko zu hoch ... (BFBA, 12.11.2008).

Die Konfrontation mit ihrer Endlichkeit und dem baldigen Sterben teilen Patienten auf der Warteliste mit vielen anderen schwerkranken Menschen. Sie – wie letztlich wir alle – stehen vor der vielleicht schwersten Herausforderung, das Leben auch mit seinen dunklen Seiten anzunehmen. In den Worten des Philosophen und Ethikers Christoph Rehmann-Sutter: »Der Sinn liegt vor aller Zukunft in der Gegenwart. Ein kurzes Leben muss kein sinnloses Leben sein, wenn der Sinn nicht in der Unendlichkeit liegt, nicht im beharrlichen Weiterexistieren, sondern in der Gegenwärtigkeit. Leben ist ein Glücksfall. Ein gutes Leben besteht aus guten Momenten. Auf die kommt es an, gar nicht so sehr auf die Länge, schon gar nicht auf die Unendlichkeit« (1999: 257).

11. Unter dem Damoklesschwert – Leben nach der Transplantation

Es ist da ...

Mitten aus dem Leben, mitten in das Leben – danach wird nichts mehr so sein wie zuvor. Wenn der Anruf aus dem Transplantationszentrum kommt, dass ein passendes Organ da sei, gilt es für die Patienten noch einmal zu entscheiden: Bin ich bereit, das Wagnis der Transplantation jetzt einzugehen?

Die Transplantationskandidaten begeben sich in ihre Klinik, wo sie auf die Operation vorbereitet werden. Sie werden auf Infektionen hin untersucht – denn nach der Transplantation muss das Immunsystem unterdrückt werden, um die Abstoßung des Organs zu verhindern, gegen Infekte kann der Körper sich dann nicht wehren. All dies geschieht innerhalb weniger Stunden. »Warten im Niemandsland« – so beschreibt Hans-Rudolf Müller-Nienstedt die Phase, bevor es in den OP geht (1996: 83). Transplantiert werden kann, sobald das Organ eingetroffen ist, Chirurgen und ein OP-Team für die Operation bereitstehen und auch ein Operationssaal für diesen außerplanmäßigen Eingriff verfügbar ist.

Ein Mensch ist gestorben, seine Organe warten nun darauf, nach dem Transport von den jeweiligen Transplantationsteams noch einmal auf Güte und Funktionsfähigkeit überprüft zu werden. Erneutes Bangen: Ist es gut genug? Kann die Transplantation stattfinden? Es kommt vor, dass eine Operation noch zu diesem Zeitpunkt wieder abgesagt werden muss – Fehlalarm! Das Hoffen und Warten beginnt dann von Neuem – wie das an den Nerven der Patienten und ihrer Familien nagen mag ...

Kurz vor der Operation können noch einmal Gedanken daran auftauchen, dass man nun einen lebensnotwendigen Körperteil von sich hergeben muss: ein Organ, das die eigene Identität, das eigene Leben maßgeblich geprägt hat; ein Organ, zu dem man engen Kontakt hatte, es pflegen und schützen musste. Kurz: ein Sorgenkind. Doch häufig ist die Bindung zu diesem besonders eng. Das Organ muss betrauert werden, denn man wird einen wichtigen Teil seines Selbst verlieren (vgl. Kap. 2).

Die Operation – Schwelle zwischen altem und neuem Leben

Das Bild einer Schwelle zwischen zwei Leben scheint nirgends so eindringlich wie bei einer Herztransplantation – wenn das alte Herz bereits entnommen, das neue Herz aber noch nicht eingesetzt wurde. Ein Körper mit geöffnetem Brustraum, der auf den Empfang des anderen Herzens wartet, damit ein neues Leben möglich wird. »Wie kann das sein – ein Herz ersetzen?« fragt der herztransplantierte Philosoph Jean-Luc Nancy. »Die Sache übersteigt mein Vorstellungsvermögen. (Die Öffnung des gesamten Brustkorbs, die Instandhaltung des zu verpflanzenden Organs, der externe Blutkreislauf, für den die Herz-Lungen-Maschine sorgt, das Vernähen der Koronargefäße ... Ich verstehe durchaus, weshalb die Chirurgen diesen Punkt für unwesentlich erachten: die Koronargefäße, die der Bypass verbindet, sind verhältnismäßig klein.

Trotzdem drängt sich bei der Verpflanzung das Bild eines Durchgangs durch das Nichts auf, eines Heraustretens in einen Raum, der von allem Eigenen, von allem Inwendigen und Vertrauten geleert worden ist. Oder dringt nicht vielmehr dieser Raum in mich ein: Schläuche, Pinzetten, Nähte und Sonden?)« (Nancy 2000: 27 ff.).

»Und da bin ich also in diesem Riesending, von dem ich nicht so recht weiß, soll ich das als Monster bezeichnen, als Riesenkrake, die mich in sich hineingesaugt hat und jetzt nach allen Regeln der (medizinischen) Kunst anzapft, durchleuchtet, gescannt, echographt, arteriographt und dann bilanziert wieder ausspuckt, um mich später dann für das eigentliche Fest wieder aufzubieten und vielleicht definitiv (?) zu verspeisen? [...] Oder soll ich ganz cool den Mediziner in mir hervorkehren und mit naturwissenschaftlich-biologisch-medizinischem Interesse die an mir exerzierte Datengewinnung, Datenverarbeitung, Interpretation und Diagnosenstellung mitverfolgen, wie wenn es sich um eine einzigartige Chance handeln würde, quasi den Forschern immer direkt auf den Fersen, die Vorbereitung und Durchführung einer Lebertransplantation in vivo zu studieren?« (Müller-Nienstedt 1996: 69). Das sind Erfahrungen von Schriftstellern und Philosophen. Sie haben die Möglichkeit, ihre Schrecken in Worte zu fassen und auf diese Weise zu verarbeiten. Viele haben das nicht.

Die Zeit nach der Operation auf der Intensivstation ist auch auf dieser Seite der Transplantationsmedizin eine Grenzerfahrung. »Wo bin ich überhaupt? Verloren in mir selbst ... Ich bin in eine unübersehbare Anzahl Bestandteile aufgelöst, nur noch zusammengehalten durch den Rhythmus der Apparate. Ist das die Vorstufe zum endgültigen Zerfall?«, fragt sich Hans-Rudolf Müller-Nienstedt nach dem Erwachen auf der Intensivstation. Die erste Zeit nach der Operation sind Patienten oftmals kaum fähig, die geringsten Lebensfunktionen aus eigener Kraft durchzuführen. Sie sind vollkommen abhängig von den Ärzten, Schwestern und Pflegern und den Apparaten, mit denen sie über Kabel und Kanülen verbunden sind. Hinzu kommen eine Vielzahl an Infusionen und Zugängen: »Die gelegten Zugänge werden mit einem Dreiwegehahn verschlossen, d. h., ganz nach Belieben können die Blutbahnen einer Patientin zugänglich gemacht werden. [...] Um der Patientin Blut [...] zu entnehmen, muß nicht immer aufwendig in sie hineingestochen werden. Es reicht einen Dreiwegehahn aufzudrehen und schon fließt die diagnostisch relevante Flüssigkeit aus der biotechnischen Gestalt«, beschreibt die Soziologin Gesa Lindemann ihren Eindruck von Patientenkörpern auf der Intensivstation (2002: 164). »Gespickt wie eine Weihnachtsgans« sei er sich vorgekommen, erklärt ein Herzempfänger in Erinnerung an diese Zeit.

Die Körper der Patienten sind durch die Operation, die Narkose und die notwendigen Medikamente massiv belastet. Hinzu kommen die Belastungen einer Intensivstation, auf der es oft unruhig, laut und hell ist. Kurz vor dem Durchdrehen sei er gewesen, beschreibt ein Herzempfänger diese Zeit. Mehrere Tage lang war Schlaf kaum möglich, dazu noch das Problem, sich wegen des Tubus zur künstlichen Beatmung nicht verständlich machen zu können. Hans-Rudolf Müller-Nienstedt betont, wie wichtig auch menschliche Aufmerksamkeit und persönliche Zuwendung auf der Intensivstation für ihn waren, um zu überleben. Seine Schilderungen lassen das Bild des Schwellenzustands, der Phase des Übergangs zwischen zwei Leben sehr deutlich werden. Zeit und Raum haben hier eine andere Bedeutung gewonnen. »Es gibt keine Zeit mehr in diesem Zwischenraum zwischen einem noch-nicht-zu-Ende-gebrachten und einem noch-nicht-begonnenen Leben. Die Bewegungen, meine eigenen und jene rund um mich herum, sind auf ein Minimum reduziert. Ich in einem Kokon eingepackt, eingesponnen, aus dem es kein Entfliehen mehr gibt« (Müller-Nienstedt 1996: 85).

Die Seele kommt zu Wort – das Durchgangssyndrom

Die Transplantation – eine Operation wie jede andere? Die Psyche hat Mechanismen, um Menschen vor zu großen Belastungen zu schützen. Sie hat auch Möglichkeiten, zum Ausdruck zu bringen, was die Seele verarbeiten muss und der Mensch im bewussten Zustand nicht leisten kann. Das kennen wir aus nächtlichen Träumen. Eine andere Ausdrucksform zeigt sich bei Menschen nach schweren und langen Operationen. Es geschieht häufig, dass solche Patienten in ein *Durchgangssyndrom* fallen – wahnhafte Vorstellungen erleben sie da, an die sie sich aber im Nachhinein sehr gut erinnern können. Das Durchgangssyndrom, das auch nach anderen schweren operativen Eingriffen und Vollnarkosen auftreten kann, ist medizinisch gesehen eine vorübergehende Form der akuten organischen Psychose, die mit Halluzinationen und Geschichten vermeintlich erlebter Vorgänge, in schweren Fällen auch mit Gedächtnisstörungen einhergehen kann (Pschyrembel 1993). Bei Transplantationspatienten kann es zudem eine psychische Reaktion auf die immunsuppressiven Medikamente und das Kortison sein. Diese durch Medikamente ausgelösten psychischen Störungen sind in der Forschung detailliert beschrieben (Albert 2004: 7). Dauer und Intensität eines Durchgangssyndroms sind sehr unterschiedlich. Patienten berichten von großer Angst, Albträumen und Wahnvorstellungen nach der Operation. Die Erlebnisse bleiben noch Jahre später lebhaft und im Detail in Erinnerung. Viele haben Angst ›durchzudrehen‹ und vollkommen verrückt zu werden.

Achtet man auf die Geschichten, die transplantierte Patienten von ihrem Durchgangssyndrom erzählen, liegt es nahe, darin ein Sprachrohr der Seele, die Sprache des Unbewussten zu erkennen, wie es eine Klinikseelsorgerin beschrieb. Da haben Patienten Bilder davon, dass ihre Lebensgrundlage wieder zerstört werde, etwa dass ein eingepflanztes Herz versucht, den Brustkorb zu sprengen und sich aus dem Körper zu befreien, oder Fremde sich dieses Organ zurückholen wollen. »Das Durchgangssyndrom lässt durch, was sonst nicht durchkommt«, sagt sie. Man sollte es ernst nehmen, »weil da die Seele zum ersten Mal ganz offen über ihre Ängste spricht«. Im Durchgangssyndrom auftretende Bilder zeigen an, dass das transplantierte Organ nicht sofort selbstverständlich als Teil des eigenen Körpers angeeignet werden kann – zumindest nicht im Unterbewusstsein. Die Patienten müssen das Organ erst in ihre Selbstwahrnehmung integrieren. »Erst Jahre danach wird mir deutlich werden«, schreibt Hans-Rudolf Müller-Nienstedt, »dass mein ganzes Selbst in diesen Tagen und Wochen nach der Transplantation unter Aufbietung aller Kräfte danach suchte, Formen, Bilder, Rituale zu finden, um diesen Gegensatz zwischen Fremd und Eigen zu etwas Neuem, zu einer Koexistenz zu finden, die mir das Überleben sichern konnte« (1996: 109). Bedrohliche Bilder, in denen dem Körper das implantierte Organ wieder entrissen werden soll, lässt die Frage dahinter vermuten, ob man es sich auch ›rechtmäßig‹ angeeignet hat oder sich schuldig fühlt, etwas zu besitzen, was eigentlich einem anderen Menschen gehört. Die Volkskundlerin Oliva Wiebel-Fanderl stellt in einer Erhebung fest, dass es sich beim Durchgangssyndrom eher um ein Tabu- denn um ein Erzählthema handelt, über das sie von den Herztransplantierten selbst wenig erfuhr. Es ist mit Scham und Angst besetzt – der damaligen Angst ›verrückt‹ zu werden, der heutigen Scham als ›verrückt‹ zu gelten (Wiebel-Fanderl 2000: 315-322).

Das unglaubliche Glück zu leben

Wenn die erste schwere Phase nach der Operation überstanden ist, empfinden Organempfänger die Wiederaufnahme der gestörten Körperfunktionen, wie etwa den Stoffwechsel, die Entgiftung des Körpers oder auch ein wieder leistungsstarkes Herz als tatsächliche Verjüngung. Wie beim Erwachen aus dem Winterschlaf fängt nun das, was in gesunden Zeiten noch selbstverständlich gewesen war, ganz langsam an, erst wieder selbstverständlich zu werden. Häufig empfinden die Patienten eine hohe Sensibilität gegenüber dem Leben und allem Schönen: die Intensität des Augenblicks, das Fallen der Blätter im Herbst, Regentropfen an der Fensterscheibe, Gezwitscher der Vögel vor dem Fenster des Krankenzimmers – das Wunder des Lebens. Viele spüren auch eine Art euphorischen Schub und das Verlangen, ihre neu gewonnenen körperlichen

Möglichkeiten auszutesten. Eine unglaubliche Erfahrung kann es für Herzpatienten sein, wenn sie vor der Transplantation lange Zeit nur liegen bzw. halb sitzen konnten und sich einige Tage nach der Operation, manchmal noch auf der Intensivstation, körperlich ertüchtigen können. Schritt für Schritt geht es nun in ein neues Leben hinein. Mehr und mehr Funktionen kann der Organismus wieder selbst übernehmen, Stück für Stück wird man abgenabelt von der technischen Medizin. Jeder Schlauch, jede Drainage weniger sei ein Erfolg, ein Schritt zurück ins Leben, beschreibt Hans-Rudolf Müller-Nienstedt seine Erfahrung (1996: 100 f.). Verstärkt wird dies auch durch die physiologischen Prozesse, die nun ablaufen. Leber oder Niere nehmen Stoffwechselfunktion und auch Hormonproduktion wieder auf – das kommt einer Verjüngung auf zellulärer Ebene gleich und wird buchstäblich als neues Leben empfunden, das da durch die Adern fließt.

Doch auch wenn es wie ein Wunder scheint, dem Wunder haftet eine Schattenseite an. Nicht bei allen Patienten hat die Transplantation ein gutes Ende; manche verkraften den Eingriff nicht oder das Transplantat nimmt seine Funktion nicht auf. Bei einem Großteil der Patienten kommt es zu mindestens einer Abstoßungsreaktion (Albert 2004) oder zu Infektionen, die die Patienten aufgrund der starken Medikation zur Unterdrückung der Immunabwehr nicht bekämpfen können.

Empfänger einer Niere müssen darauf warten, bis sie »anspringt«, das heißt ihre Funktion aufnimmt; manchmal tut sie das nicht und die Patienten müssen wieder zurück an die Dialyse. Dreimal sei er bereits transplantiert, erzählte mir ein Nierenempfänger, zweimal sei die Niere nicht »angesprungen«. Für ihn habe dies eine derartige Belastung bedeutet, dass er sich dem Prozess nicht noch einmal unterziehen würde: »Ich glaube, das halte ich nicht noch mal durch«. Sollte seine jetzt dritte implantierte Niere auch wieder versagen, würde er stattdessen die Dialyse wieder aufnehmen und »so lange machen, wie es eben noch geht«.

Bei anderen weicht die anfängliche Euphorie, wenn die ersten Komplikationen auftreten, die deutlich machen, dass der Weg nach einer Transplantation kein einfacher ist. »Am Anfang bist du ganz schwach und hilflos und so weiter, und es geht eben so langsam den Berg wieder 'rauf«, erläutert eine junge herztransplantierte Frau. Doch dabei bleibe es eben nicht: »Man geht bis zur Mitte des Berges, dann fällt man wieder 'runter und dann fällt man wieder ein bisschen 'rauf. Ich denke, man erreicht ungefähr dreiviertel des Berges wieder. Man ist nie wieder richtig gesund, weil man nie wieder richtig normal und unbefangen mit sich und seinem Körper und auch mit der Umwelt umgehen kann.« Die Selbstvergessenheit, von der der Philosoph Hans-Georg Gadamer (1993) als ein Merkmal der Gesundheit schreibt, kann so trotz allen Glücks am Überleben nicht wiederkommen. Das zeigen auch die Erfahrungen von Organempfängern mit ihrem Leben nach einer Transplantation.

Das Leben danach

»Da die ängstliche Selbstbeschauung immer Irreguläres aufspürt – immer zuckt, zieht, drückt, knirscht, bohrt oder beißt etwas, […] mußte ich mir den Körper, so gut das halt geht, vom Leib halten«, lässt Markus Werner seinen transplantierten Protagonisten in seinem Roman »Bis bald« den Zustand nach der Transplantation beschreiben (1995: 35).

Trotz aller (Über)Lebensfreude und den beeindruckenden körperlichen Leistungen, die von transplantierten Sportlern bei eigens für sie (und von ihnen) ausgerichteten Sportwettkämpfen erbracht werden, das Bild eines normalen, gesunden und »geschenkten« Lebens nach einer Transplantation stimmt nicht mit der Realität überein. »Wichtig ist mir, dass deutlich wurde, dass insbesondere transplantiert sein nichts mit gesund sein zu tun hat. Weil sich das manchmal so anhört«, sagte mir ein jüngerer nierentransplantierter Mann. »Ich finde, das wird sehr schön deutlich, dass ja auch Transplantation ein Nierenersatzverfahren ist«. Er lebe durchaus in dem Bewusstsein, dass dieses »neue Leben« ebenfalls begrenzt ist, »weil mir immer klar war, das ist nicht für die Ewigkeit. Transplantation ist nicht für immer, das wird schlechter werden. Und tut es auch, seit einem Jahr oder so«. Das Leben nach der Transplantation ist also nicht nur mit dem ›Schatten‹ des Organspenders behaftet, sondern von körperlichen Risiken und Folgeerkrankungen geprägt, die deutlich machen, dass es um einen Aufschub und Verlängerung, nicht aber um vollständige Gesundung geht. Organempfänger erlangen nie mehr die Autonomie eines gesunden oder geheilten Menschen zurück. Denn nach der Transplantation bedarf ihr Körper der regelmäßigen Kontrolle durch die Transplantationsmedizin. Die klinischen Untersuchungen stellen immer wieder neue körperliche Grenzverletzungen dar und können (wie bspw. die Biopsie oder eine Herzkatheteruntersuchung) physisch wie psychisch sehr anstrengend sein, so dass »man durch diese ganzen Untersuchungen natürlich körperlich und psychisch ramponiert wird«, wie eine Herzempfängerin sagte, »das kostet einfach unheimlich viel Substanz«.

Der Gedanke an die allgegenwärtige Bedrohung durch Folgeerkrankungen (etwa Krebs oder Nierenversagen, die dann Dialyse oder gar eine weitere Transplantation notwendig machen) oder Organversagen durch eine Abstoßungsreaktion bestimmt das Leben mit einem transplantierten Organ. Und dieser Gedanke ist immer auch ein Gedanke an den Tod: »Der Tod sitzt bei uns immer mit am Tisch«, schildert die Ehefrau eines Herztransplantierten ihre Lebenssituation (Wiebel-Fanderl 2000: 238). Organempfänger kennen die Statistiken über Funktionsdauer der Organe nach einer Transplantation und die Überlebensrate Transplantierter. Der »Weltrekord« nach Herztransplantation lag 2003 bei 24 Jahren (Ärzte-Zeitung 2003). Etwa 75 Prozent überleben das erste Jahr nach einer Herztransplantation, davon etwa 67 Prozent die nächsten fünf Jahre (Karck 2008: 8), und etwa die Hälfte lebt auch nach zehn Jahren noch. Am Deutschen Herzzentrum Berlin sind noch 20 Prozent der vor 20 Jahren herztransplantierten Patienten am Leben (IDW 2008). Die zunehmende Zahl an Langzeitüberlebenden nach einer Transplantation gibt natürlich Hoffnung. Dennoch: Organempfänger wissen um die vielen bereits verstorbenen Mitpatienten und müssen mit dieser ständigen Bedrohung ihres Lebens – einem Leben auf Zeit – zurechtkommen.

Das fremde Organ in mir

»Weißt du, das ist nämlich so eine Frage ... Wenn man da eine richtige Antwort finden möchte, muss man nämlich lange nachdenken«, schildert mir Herr L. das Problem mit dem transplantierten Organ. »Viele Transplantierte werden spontan was sagen, und das muss nicht unbedingt deren Antwort sein.« Er selbst denke immer wieder einmal über die Identität des Spenders nach – früher mehr, heute weniger. Nur wenige würden soweit gehen, dass sie tatsächlich Nachforschungen anstellen, wenn sie zum Beispiel wissen, aus welcher Region der Spender stammt oder ob es ein Unfall war.

Wie es sich anfühlt? »Das fühlt sich nicht anders an. Du spürst dein Herz auch nicht, nur deinen Puls, den spüre ich auch, weil das eine Erschütterung gibt. Ich spüre da nichts Fremdes. Es ist auch kein komisches Gefühl, ein Organ von einem anderen Menschen zu haben. Es ist jedenfalls kein zuständliches Gefühl«, schildert er seine Erfahrung. Anders erlebt es Herr M., der weiß, dass er das Herz einer jungen Frau bekommen hat: »Es ist ein schönes Gefühl, dieses Herz einer jungen Frau zu spüren, dieses gleichmäßige Klopfen« (Süddeutsche Zeitung Magazin 2008: 32).

Organempfänger müssen sich mit dem übertragenen Organ anfreunden, bekannt werden, es in ihr Selbst- und Körperbild integrieren – eine Anpassungsleistung, die auf psychischer Ebene geleistet werden muss und der sich nicht alle stellen. Verständlicherweise: denn was, wenn man zu dem Schluss kommt, dass man damit nicht umgehen kann? »Das hätte ja was Suizidales«, sagt mir ein Nierenempfänger zu dieser Problematik.

Der massive Eingriff in den Körper durch schwere Erkrankung, Operation und Einpflanzung eines fremden Organs kann zu Erfahrungen von leiblicher Desintegration führen. Organempfänger schildern das Gefühl, auseinanderzufallen, sich aufzulösen: »Aber gerade dann befällt mich das physische Gefühl der Zweiteilung. Zuerst spüre ich eine nicht auszuhaltende Spannung, dann den Riß. Der Riß wächst. Ich reiße wie dünnes, festes Papier. Zerfalle. Jetzt fliegen die Stückchen im Zimmer herum. Wie im Alptraum sinkt das Ich in eine Welt trüber Tiefe – das Dunkle, Wilde, Unvorhergesehene. Rüttelt mich, läßt nicht los. Zieht weiter. Beißt in den Bauch, reißt Fleischstücke heraus. Löcher bleiben zurück. Ich kann nichts dagegen tun. Von hoch oben schaut jemand auf all dies. Das bin ich auch.« So beschreibt die selbst transplantierte Autorin Slavenca Drakulic dies Gefühl (1989: 60).

Es müssen Strategien entwickelt werden, um sich dieses neue Element im eigenen Körper wirklich anzueignen und diese Bedrohung abzuwenden. Denn: »Es kann wohl gar nicht genug betont werden, wie wichtig es für den Empfänger ist, das innere Gespräch mit dem Spender zu finden«, erklärt der lebertransplantierte Psychotherapeut Hans-Rudolf Müller-Nienstedt (1996: 17). Für ihn ist die Auseinandersetzung zwischen Eigen und Fremd nie abgeschlossen, sondern sie muss »immer weitergehen, praktisch zu einer neuen Lebensaufgabe werden, weil das Fremde nie ganz zum Eigenen werden kann, das Eigene immer durch Medikamente besänftigt werden muss, damit es das Fremde nicht doch noch zerstört« (ebd.: 109). Auf körperlicher Ebene kann die ›Aneignung‹ also nie vollständig gelingen. Damit das implantierte Organ nicht als fremd erkannt und abgestoßen wird, muss das Immunsystem des Empfängers zeitlebens manipuliert werden (es wird daran geforscht, das Immunsystem auf andere Weise auf das transplantierte Organ einzustellen, doch diese Verfahren befinden sich noch im experimentellen Stadium, vgl. Westdeutsche Allgemeine Zeitung vom 25.9.2006). Eine lebenslange Rücknahme der individuellen immunologischen Identität des Empfängers ist notwendig, das heißt er muss sich selbst fremd werden, damit das neue Organ nicht gefährdet wird. »Identität steht für Immunität. Wenn man die Immunität schwächt, schwächt man auch die Identität. Fremdheit und Fremdsein werden alltäglich und gemein« (Nancy 2000: 35).

Zwei Seelen in einem Körper?

Kennen Sie das Gefühl der Präsenz eines geliebten Menschen in Ihrem Herzen? Ein warmes, wohliges Gefühl der Verbundenheit, wenn Sie in Ihr Herz hinein lauschen? Die US-Amerikanerin Claire Sylvia schildert, dass sie sich nach ihrer Herz-Lungen-Transplantation irritiert und verwirrt fühlte. »Manchmal hatte ich das Gefühl, dass noch jemand anderes in und bei mir war und dass auf irgendeine nicht näher bestimmbare Weise mein Ichgefühl zu einer Art von Wir geworden war. Zwar konnte ich diese zusätzliche Präsenz nicht immer wahrnehmen, doch manchmal fühlte es sich fast so an, als ob ich meinen Körper mit einer zweiten Seele teilte« (Sylvia 1998: 135 f.). Sie nahm auch Veränderungen in ihrem Wesen wahr: Gelüste auf Speisen, die ihr zuvor nicht schmeckten, ein neuer Kleidungsstil, ein anderer Menschentyp, der sie sexuell anzog – sie nahm sich deutlich männlicher wahr als zuvor. Auch wusste sie nun Dinge, die eigentlich nur Männer wissen und ihr bisher verschlossen waren: »Es war eine Art Ahnung«, fasst sie diese Erfahrung zusammen, »so als hätte man mir ein geheimes Wissen anvertraut, das ich nicht völlig verstand.« Dieses Wissen schien ihr »von irgendeinem anderen Ort zu kommen« (ebd.: 136). Claire Sylvia reflektiert die Möglichkeit, dass diese Wandlungen durch die massiven körperlichen Veränderungen und insbesondere auch durch die Medikation (wie durch Kortison, das das Hungergefühl hemmt, aber auch auf die Psyche wirken kann) ausgelöst sein könnten. Doch mehr und mehr fühlt sie sich von einer fremden Art Energie und Willen gelenkt – einer Energie, die sie ihrem neuen Herzen zuschrieb und mit der sie kaum mitzuhalten vermochte.

»Ich hab jetzt einen Schuhtick«, gesteht Herr M. in einem Interview mit dem Magazin der Süddeutschen Zeitung: »Vorher besaß ich drei Paar, jetzt stehen 15 Paar bei mir im Schrank. Vor allem Turnschuhe, in allen Farben. Meine Freunde ziehen mich ständig damit auf.« Er weiß, dass er das Herz einer jungen Frau bekommen hat, kennt sogar ihr genaues Alter; für ihn ein schönes Gefühl (Süddeutsche Zeitung Magazin 2008: 32). Dieses Phänomen ist auch in der psychologischen Forschung bekannt. Die Psychologin Brigitta Bunzel (1993: 162) spricht von etwa sechs Prozent der Herzempfänger, die sich nach der Transplantation in ihrem Wesen verändert fühlen und dies ganz konkret auf das implantierte Herz und den Organspender zurückführen. Der Psychoneuroimmunologe Paul Pearsall stellte in seiner Studie mit 73 Herz- und 67 anderen Organtransplantierten sowie 18 Familien von Organspendern fest, dass 17 der Herzempfänger »kardio-sensitiv« waren und eine Verbindung zu ihrem verstorbenen Organspender verspürten (Pearsall 1998). Als Erklärung für dieses Phänomen zieht er ein sogenanntes »Zellgedächtnis« heran, das die Informationen über den Organspender im transplantierten Organ speichert und nach der Transplantation im Körper des Empfängers wieder zugänglich macht.

Wie kann das sein? Hierzu ist ein kurzer Ausflug in die Forschung der Psychoneuroimmunologie notwendig – eine junge Disziplin, die insbesondere den Zusammenhang zwischen der Psyche und dem Immunsystem eines Menschen untersucht und die Wege des Informationsaustausches zwischen beiden Systemen ergründen möchte. Die Übermittlung von Informationen innerhalb eines Körpers findet neurologisch wie chemisch über Neurotransmitter statt. Diese finden sich, so belegt die Forschung, nicht nur im Gehirn, sondern auch in anderen Organen, insbesondere im Herzen wieder. Nervensystem und Immunsystem sind sich in ihrem zellulären Aufbau sehr ähnlich und dazu befähigt, »über diese Vielfalt von Kommunikationsmolekülen sich ihren jeweiligen Aktivitätszustand in sehr fein abgestimmter Weise mitzuteilen« (Zänker 1996: 121). Das Immunsystem wird damit in der Psychoneuroimmunologie als molekulares Bindeglied, aber auch als »metaphysische Brücke« zwischen Körper und Seele gedacht (ebd.: 128). Es habe die Rolle als Seelenersatz übernommen und gelte als unverkennbares Zeichen der individuellen Identität jedes Menschen, schreibt die Wissenschaftsjournalistin Gaby Miketta (1994).

Aus dieser Perspektive betrachtet, erscheint nun die Frage nicht mehr ganz so abwegig, ob sich in den transplantierten Organen die zellulär auf einem energetisch hohen Niveau gespeicherten Informationen halten und den Empfängern eventuell bewusst werden können. Die medizinischen Forscher Pearsall, Schwartz und Russek gingen genau dieser Frage nach. Aus der Theorie dynamischer Energiesysteme, in denen systemische Erinnerungen gespeichert sind, entwickelten sie bezogen auf das Herz die Forschungsrichtung *Energy Cardiology*, in der die Hypothese aufgestellt wird, dass Informationen und Energie zwischen Gehirn und Herz elektromagnetisch übermittelt werden. Eine Erklärungsmöglichkeit zellulärer Gedächtnismechanismen wäre demnach, dass durch elektromagnetische Resonanz das Gehirn Informationen verarbeiten könnte, die vom Herz des Organsspenders im Körper des Empfängers stammen (Pearsall et al. 2002: 205).

Moralischer Druck auf den Schultern der Organempfänger

Alle Organempfänger sind sich des Glücks bewusst, ein rares und kostbares Gut erhalten zu haben, und sie wissen: Vielen anderen ist es nicht gegönnt worden. »Es tut weh, wenn ein anderer sterben muss und man selbst weiterleben darf«, sagte Frau S. nach ihrer Transplantation. Viele empfinden dadurch eine Verpflichtung, sorgfältig das medizinische und Verhaltensregime einzuhalten, um das Organ nicht zu gefährden und ein möglichst sinnvolles Leben zu leben. Der Volkskundlerin Oliva Wiebel-Fanderl gegenüber äußerten Herztransplantierte, dass sie sich verpflichtet fühlten, sich des Geschenkes »würdig« zu erweisen. Auch vom sozialen Umfeld der Transplantierten – sowohl in der Familie als auch in den Selbsthilfegruppen – wird ein nachlässiger Umgang mit dem eigenen Körper strikt sanktioniert (Wiebel-Fanderl 2000: 522). Man stelle sich einmal den großen Druck vor, der auf diesen Menschen lastet. Wer von uns ›gesunden‹ Menschen wird in seinem ganz normalen alltäglichen Leben einem solchen Anspruch gerecht? Dabei müssen wir noch nicht einmal mit einer schweren Krankheit, Nebenwirkungen und steter Todesbedrohung kämpfen! Und auch jeder Organempfänger ist nun, nachdem er überlebt hat, vor die Frage gestellt: Nun lebe ich, aber wozu? Wie gebe ich meinem Leben Sinn?

Dazu der 38-jährige Herr M.: »Aber manchmal empfinde ich mein neues Leben als so hart, ja – dass kurz der Gedanke kommt: Vielleicht wäre es einfacher gewesen, wenn ich gestorben wäre. Das möchte man nicht hören, ich weiß, nicht von einem Transplantierten, der hat dankbar zu sein. Häufig kommt es mir so vor, dass die Öffentlichkeit von uns erwartet, uns ständig schuldig zu fühlen, denn es ist ja ein Mensch für uns gestorben. Aber das ist ja nicht wahr, er wäre ja auch so gestorben. Und manchmal denke ich auch, dass wir für einige Ärzte Trophäen sind. Der Beweis ihrer Machbarkeitsfantasien. Die Seele interessiert sie nicht« (Süddeutsche Zeitung Magazin 2008: 34).

Es ist nicht leicht, wieder in ein ›normales‹ Leben zu finden. Die Wiedereingliederung in den Beruf birgt Schwierigkeiten, junge Patienten stehen vor dem Problem, mit ihrer Vorgeschichte überhaupt eine Arbeitsstelle zu finden. Männer tun sich dann schwer, etwa die Rolle des Hausmanns zu übernehmen. Es gibt Patienten mit großen Hoffnungen, dass ihr Leben nach der Transplantation deutlich besser sein wird als vorher – nicht nur körperlich, sondern auch in Bezug auf den Lebensstil (gesund leben), die Partnerschaft oder die Lebensfreude. Das klappt nicht immer, wie die Studie zu Biographie und subjektivem Erleben einer Herztransplantation des Psychosomatikers Michael Langenbach (2006) zeigt. Da finden Ehepartner trotz der existenziellen Bedrohung nicht mehr zueinander. Auch gelingt es nicht allen, in solch schwierigen Lebenslagen auf Alkohol und Zigaretten zu verzichten.

Zudem machen die Kosten, die man für die Solidargemeinschaft verursacht, Organempfängern zu schaffen. »Ich werde in meinem ganzen Leben keine Chance haben, Krankenkassenbeiträge in dieser Höhe zu bezahlen, zumal meine Pillen das leicht im Monat wieder wettmachen«, sagte mir eine herztransplantierte Frau. Viele Organempfänger engagieren sich deshalb in Selbsthilfegruppen und in der Öffentlichkeit, um »etwas wieder zurückgeben zu können«, so Frau N. »Ich habe ein relativ starkes Bedürfnis, nach außen hin zu signalisieren, dass ich transplantiert bin. Um der Welt eben zu zeigen: Was bei diesen medizinischen Schritten herauskommt, sind durchaus noch Menschen, die lebensfähig sind und eine wieder sehr nennenswerte Lebensqualität haben.« Deshalb engagiert sie sich in einer Selbsthilfegruppe für Organempfänger: »Ich denke, das ist wirklich wichtig, das haben auch die Menschen verdient, die der Organspende, der Organentnahme zustimmen, und das haben auch die anderen Wartepatienten verdient.«

Hier zeigt sich das Bedürfnis vieler Organempfänger zu beweisen, dass sich der Aufwand und die Kosten, die in ihr Leben investiert wurden, ›gelohnt‹ haben. Deutlich wird auch die Dankbarkeit gegenüber dem Organspender und den Angehörigen, die der Organentnahme zugestimmt haben.

Ein Schatten auf dem ›neuen‹ Leben

Trotz der deutlich spürbaren Freude und der Dankbarkeit, dem Tod entronnen zu sein, haftet also ein Schatten an der Zeit nach der Transplantation, der auf dem in der Öffentlichkeit gezeichneten Bild vom ›neuen‹ Leben nicht zu erkennen ist. Schwierig und belastend wird es besonders dort, wo das medizinische Bild vom Körper mit den Erfahrungen der Betroffenen nicht mehr übereinstimmt und der

Leib sein Recht einfordert. Menschen nach einer Organtransplantation sind chronisch krank. Sie werden nicht als geheilt und gesund in ihr neues Leben entlassen, über ihnen hängt das Damoklesschwert einer möglichen Abstoßung, die tödlich verlaufen kann. Die tägliche Medikamenteneinnahme zur Unterdrückung des Immunsystems ist stete Erinnerung daran, dass eine Transplantation nicht von Dauer ist.

Wie bereits erwähnt, kann das transplantierte Organ nicht vollständig losgelöst vom Leib des Organspenders empfunden werden. Im Vordergrund steht zwar das Bild der Transplantate als rein körperliche Ersatzteile, doch im Empfinden Betroffener spielt auch das Konzept des Leibes eine bedeutende Rolle – etwa in Ekelgefühlen bei dem Gedanken eines fremden Organs im eigenen Leib, in der Angst vor dem Zerbrechen der leiblichen Integrität oder Befürchtungen vor einer möglichen Charakterveränderung durch das Transplantat. Neben der Bedrohung durch eine tödliche Krankheit müssen Organempfänger zusätzlich das fremde Organ in den eigenen Leib integrieren. Die existenzielle Bedrohung, die darin liegt, zeigt sich in der Weigerung vieler Organempfänger, sich mit dem fremden Organ und seiner Herkunft zu beschäftigen, denn es ist zweifach mit dem Todesgedanken verbunden: zum einen durch die Erinnerung an die eigene Todesbedrohung, die abgewehrt werden muss, zum anderen durch den Gedanken an den Tod des Menschen, von dem dieses Organ stammt.

Ist es ein Paradox, wenn die Lebensqualität und seelische Zufriedenheit von Langzeitüberlebenden einer Herztransplantation höher ist als die in der durchschnittlichen Normalbevölkerung, wie eine Studie des Herzzentrums in Berlin nachweist (Ärzte-Zeitung 2003)? Nach einer Transplantation »lebt man intensiver«, ist glücklich und dankbar; so wird es von vielen Organtransplantierten empfunden. Hier gilt zu bedenken, dass eine solche Wertschätzung und Achtung dem Leben gegenüber oft mit der Bewältigung schwerer Erkrankungen einhergeht. Trotz der tragischen Schicksale, die sie erfuhren, haben chronisch Kranke häufig das Gefühl, psychisch gewachsen zu sein (Charmaz 1999: 218). So erklärte mir ein Nierenempfänger während unseres Interviews: »Ich will nicht sagen, dass ich froh bin um die Erkrankung, aber mein Leben wäre völlig anders verlaufen, und ich wäre nicht an dem Punkt, an dem ich heute bin. Und ich bin eigentlich gerne an dem Punkt, wo ich heute bin.« Immer wieder wird von einer erhöhten Sensibilität und einer neuen Wertschätzung des Lebens nach der Transplantation, von der Freude, überhaupt am Leben zu sein, gesprochen. Die Studien zur Lebensqualität nach einer Transplantation müssten also mit Studien zur Lebensqualität bei anderen schweren chronischen Erkrankungen verglichen werden, um aussagekräftig zu sein. Denn, so der Psychosomatiker Michael Langenbach, man müsse mit einbeziehen, »dass Menschen, die erleichtert sind, dass sie eine große lebensbedrohliche Gefahr überstanden haben, ihre Erwartungen an das Leben verändern und den Umständen anpassen« (2006: 31). Zudem gibt er zu bedenken, dass die besonderen Belastungen, die eine Transplantation für die Betroffenen mit sich bringt, von der traditionellen Lebensqualitätsforschung nicht beachtet werden: nämlich die belastende Wartezeit, die Bedrohung durch eine tödliche Krankheit, die Risiken der Operation und Komplikationen danach, Überwindung psychischer Schranken und gesellschaftlicher Tabus im Umgang mit Tod und toten Körpern und nicht zuletzt die

Angst um die eigene Identität und Integrität des eigenen Körpers (ebd.: 31).

Um dem Verdacht einer betont negativen Sicht in meiner Darstellung vorzubeugen, möchte ich an dieser Stelle den Psychosomatiker Wolfgang Albert mit dem Ergebnis seiner Langzeitstudie zur Lebensqualität nach einer Herztransplantation zu Wort kommen lassen. Er betont, die Herztransplantation sei den konventionellen Behandlungsmethoden für terminal herzinsuffiziente Patienten hinsichtlich Leistungsfähigkeit, psychischen Befindens und Lebensqualität überlegen. Dennoch: »Für die Patienten stellt eine Herztransplantation im Vorfeld des Eingriffs und im weiteren Leben mit dem neuen Herzen eine außergewöhnliche psychische Belastung dar, sie gilt als ›Grenzsituation par excellence‹. Die Verpflanzung eines Herzens berührt kollektive Phantasien zur Symbolik dieses ›Lebenszentrums‹, reaktualisiert bewusste und unbewusste Körperphantasien und verlangt mit der Integration eines fremden Herzens in das eigene Körperbild enorme Anpassungsleistungen. Die starken Lebens- und Todesängste labilisieren das Selbst als Gesamtheit der psychischen Identität und es gilt für die Patienten, durch Bewältigungs- und Abwehrprozesse in allen Phasen des Transplantationsprozesses immer von Neuem ein inneres Gleichgewicht herzustellen« (Albert 2004: 179).

»Krankheit kann uns alle lehren, ein erfülltes, gesünderes Leben zu führen. Krankheit bedroht das Leben, aber sie weist auch auf, was lebenswert ist«, sagt der Medizinsoziologe Arthur W. Frank (1991). Indem sie uns die Verletzlichkeit der menschlichen Existenz vor Augen führt, kann sie – trotz Schmerz und Leid – mehr Klarheit in die Art und Weise bringen, wie Menschen ihr Leben führen. Für ihn liegt die Chance einer Krankheit gerade darin »zu erkennen, dass wir, obwohl die Krankheit einfach geschieht, ihre Erfahrung dazu benutzen können, unserem Leben eine Bedeutung zu geben« (ebd.: 110). Dies gilt auch für das Leben nach einer Transplantation. Es gibt Menschen, bei denen durch eine schwere Krankheit trotz allen Leidens auch eine von ihnen selbst als positiv erfahrene innere Entwicklung stattgefunden zu haben scheint, die sie »gereifter« erscheinen lässt, schreibt der Neurologe, Psychiater und Psychotherapeut Peter F. Matthiessen (2006: 78). In der Forschung wird diesem Aspekt erst zögerlich Aufmerksamkeit zuteil. Erst zu Beginn der 1990er erscheinen psychologische Untersuchungen, die zu erklären versuchen, wie Einsichten in die Lebensführung ein Ergebnis der Bewältigung traumatischer Ereignisse sein kann. In den wenigen Studien, die es bis heute dazu gibt, lassen sich insbesondere drei Bereiche erkennen, worin sich ein solcher Wachstumsprozess ausdrücken kann: ein Wandel im Selbstverständnis, in zwischenmenschlichen Beziehungen sowie in der Lebensphilosophie (Tedeschi/Calhoun 1995). In der Vielzahl der Studien zur Krankheitsbewältigung kommen solche Aspekte meist zu kurz. Es kann Patienten aber durchaus gelingen, »trotz lebensbedrohlicher Situation Lebenskraft zu finden, in dem sie in einer medizinisch gesehen hoffnungslosen Lage innere Ressourcen (innere Ruhe, Hoffnung, Akzeptanz, Glaube, Lebenssinn, Selbsterkenntnis) entwickelten«, stellt der Sozialwissenschaftler Hiroshi Oda in einer Studie zu Krebspatienten mit Spontanremission fest (Oda 2001: 198).

Viele Organempfänger schließen sich Selbsthilfegruppen an, wo sie in der Gemeinschaft mit anderen, die sich auf

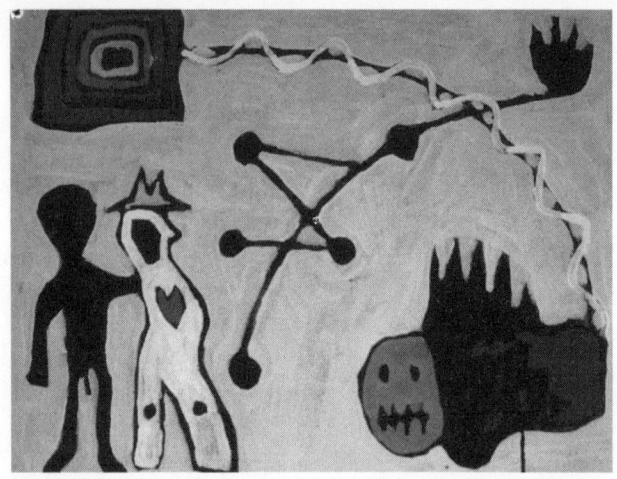

Abb. 7: Uwe Schloen, *Vom Liebling der Götter zum Teufelssohn*

gleiche Weise von den nicht-transplantierten Menschen unterscheiden, zu einer gewissen Normalität finden. Diese Gruppen versuchen das Bild eines ›gesunden‹, aktiven Lebens nach Organtransplantation in die Öffentlichkeit zu tragen, für Organspende zu werben und so ihre Dankbarkeit für das ihnen ermöglichte Leben zu zeigen. Diese Dankbarkeit und das soziale Engagement erreichen jedoch nie direkt die eigentlichen Adressaten, denn die Organspender sind tot und ihre Angehörigen bleiben anonym. Doch was wäre, wenn ein solcher Kontakt möglich wäre? Um die Beziehung zwischen den Spendern, ihren Angehörigen und den Organempfängern soll es im nächsten Kapitel gehen.

12. Intime Fremde – Organspende und das Prinzip der Gabe

> »Und nun ist ein Mensch gestorben, von dem ich die Niere habe. Der steht mir auf einmal so nah, dass ich um ihn auch trauere. Das Gefühl, dass man aber nicht ›Danke‹ sagen kann, das hat mich von da an verfolgt.«
> *(Empfängerin einer Niere)*

Wenn sich fremde Gäste in einem französischen Landgasthaus zur Mittagszeit treffen, bieten die Tischnachbarn sich gegenseitig ein Glas von ihrem Wein an, so will es die Sitte. Nicht dass einer von ihnen einen besonderen Wein hätte oder die Gäste so in den Genuss kämen, verschiedene Weine aus dem Angebot zu verkosten – alle trinken den obligatorisch servierten Tafelwein, und es ist auch nicht der später hinzukommende Gast, der vom ersten etwas angeboten bekommt. Nein, jeder gibt dem anderen ein Glas von seiner Karaffe ab, und jeder hat hinterher genauso viel Wein derselben Sorte wie vor dem Tausch. Wozu dann das Ganze? Der Soziologe Claude Lévi-Strauss erklärt: Durch diese Sitte wird die eigentlich unerträgliche Spannung zwischen den sich fremden Gästen abgebaut. Da sie nichts über ihren sozialen Status oder ihre Herkunft voneinander wissen, würden sie sich unter anderen Umständen einfach ignorieren, nun aber sitzen sie zu einem gemeinsamen Mahl beisammen, ein sehr intimer und persönlicher Akt. Durch diesen Tausch wird »ein ganz zartes Geflecht sozialer Bindungen« geknüpft und die Spannung zwischen Fremdheit und Gemeinsamkeit gelöst (Lévi-Strauss 1981: 107 ff.). Die soziale, gar psychologische Funktion des Gabentausches als Kitt menschlicher Gesellschaften wie eingangs erwähnt, zeigt sich hier eindrücklich. Gaben dienen dazu, Beziehungen zu schaffen zwischen Individuen wie auch Gruppen. Deshalb, so besagt die Gabentheorie, besteht der Gabentausch aus drei Komponenten: dem Geben, dem Annehmen und der Verpflichtung zur Erwiderung der Gabe – mit einer Gegengabe von äquivalentem, wenn nicht gar höherem Wert, die in der Folge wieder mit einer Gabe beantwortet werden muss. So entsteht ein Beziehungsgeflecht.

Eine Gabe, die diese Funktion *nicht* erfüllt, also nicht zur Erwiderung durch eine Gegengabe führt, sei ein Widerspruch in sich, argumentiert die Ethnologin Mary Douglas im Vorwort des in englischer Übersetzung neu herausgegebenen grundlegenden Buches zum Gabentausch von Marcel Mauss – *Die Gabe* (Douglas 2000: vii). Und so würde in unserer Gesellschaft auch Geschenken und Spenden, die eine »idealisierte Gabe« sind, da sie vermeintlich selbstlos und ohne Erwartung einer Erwiderung gegeben werden, dieses Merkmal aller Gaben anhaften: dass sie nämlich in irgendeiner Form eben doch erwidert werden müssen.

Organspenden können als besondere Form der Gabe gelten, denn: es wird etwas von hohem emotionalem Wert gegeben, das mit Bedeutung verknüpft ist, und zwar zu einem äußerst emotionalen Zeitpunkt – dem Sterben eines geliebten Menschen. Der Begriff Organ*spende* deutet allerdings auf eine weitere besondere Form der Gabe in unserer Gesellschaft hin: den Spenden. Spenden bestehen gemeinhin aus Dingen, die man ohnehin nicht mehr braucht (Altkleiderspende) oder in genügendem Maß (Blutspende) oder gar im Übermaß (Geld) besitzt. In unserem Buch *Der* *geteilte Leib* zeigen meine Kolleginnen und ich zudem, wie in der Öffentlichkeit, in der Transplantate durchaus auch im Sinne einer Spende/Ressource verhandelt werden, in der Werbung dennoch gern ein emotionaler und persönlicher Aspekt betont wird, der die Organspende von dem Konzept der Spende hin zu einer Gabe verschiebt. Organspenden als »Geschenke« zu deklarieren bedeutet also, dass sie auf die persönliche Beziehungsebene verlegt werden. Anschaulich wird dies durch Slogans aus der Werbung für Blut- und Organspende wie »Mein Blut für Dich« oder »Verschenken Sie noch einmal Ihr Herz!«, die die Vision eines persönlichen Gegenübers evozieren, das in Stellvertretung für den anonymen, namenlosen Empfänger steht. So soll eine größere Identifikation und damit Emotionalisierung der Bevölkerung geschaffen werden. Darüber hinaus wird der Spender jedoch vor allem moralisch in die Pflicht genommen: »Denn die Idee des Geschenkes schafft eine Beziehung zwischen Gebenden und Empfangenden. Die gemeinnützige ›Spende‹ wird zu einem persönlichen Geschenk, das die Handlung des Gebers in eine Relation zum Schicksal des Empfängers setzt. Entzieht sich der ›Spender‹, indem er der Organentnahme nicht zustimmt, wird ihm persönlich die Verantwortung – und Schuld – für den eventuellen Tod eines anderen übertragen« (Hauser-Schäublin et al. 2008: 127).

Mit einem Geschenk, einer Gabe, gibt man immer auch etwas von sich selbst. »Für mich ist es eine Form von Geschenk, das ich jemandem machen kann. Wie das mit Geschenken so ist, die können ankommen und man schenkt immer etwas von sich selber«, beschreibt Herr G., Angehöriger einer Organspenderin, sein Empfinden bezüglich Organspenden. »Es gibt so einen schönen Ringelnatz dazu, über das Schenken. Ich habe das bisher nie darauf bezogen, aber ich glaube, dass ich wirklich etwas von mir hergebe, wenn ich etwas schenke. Und dass die Organspende in dem Fall für mich eher ein Geschenk an jemanden ist, das ich eben bereit bin zu geben, ja, ich sag' mal, weil ich das zulassen kann. Ich verdränge damit ein Stück dessen, was auch Fakt ist, nämlich die ganze Kehrseite der Medaille: Organhandel, zweifelhafte Organverpflanzungen, all das ... Ich denke, dass es einfach Ausdruck einer humanen Medizin sein muss, diese Zusammenhänge mehr in den Vordergrund zu stellen.« Für ihn ist das Wissen um die Organspende und das Gute, das damit bewirkt wurde, wie ein Vermächtnis seiner verstorbenen Lebenspartnerin.

Und wie sehen es die Organempfänger? Die Beziehung zwischen Geber und Empfänger einer Gabe ist durch eine Asymmetrie gekennzeichnet: Der zuerst Gebende ist in einem »moralischen Vorteil«, der Empfangende muss diese »Schuld« durch eine Gegengabe von mindestens gleichem Wert wieder ausgleichen. Der Gabe haftet also eine Verpflichtung und ein Beziehungsangebot an – schlägt man eine Gabe aus, ist das ein Affront, ein Bruch in der Beziehung. Was aber könnte eine angemessene Gegengabe für geschenktes Leben sein? Die gibt es nicht. Leben bekommen wir einmal geschenkt, von unserer Mutter – und stehen bei ihr dafür ›lebenslang‹ in Schuld und Dankbarkeit. Oder denken wir daran, was in Romanen oder manchen Kulturen geschieht, wenn ein Mensch einem anderen, gar einem Feind, das Leben rettet: Der steht dann in ewiger Schuld, wenn nicht gar unter Befehlsgewalt oder Leibeigenschaft. Die »Schuld«, die dem Transplantat anhaftet, ist im Sinne dieses Ungleichgewichts zwischen der gebenden und empfangenden Seite zu verstehen: Die erste Gabe ist freiwillig, der Erwiderung haftet die moralische Verpflichtung an. Ist sie gar wie im Falle geschenkten Lebens nicht in entsprechendem Wert zu erwidern, legt sie die gebende und empfangende Seite in unverrückbaren Positionen zueinander fest.

Eine solch große Gabe führt zu einem Gefühl der Dankbarkeit, das für den Soziologen Georg Simmel die Rolle der Gegengabe im Gabentausch einnimmt. Dankbarkeit ist die Resonanz auf den Akt der Empfangens, der so »in seiner subjektiven Bedeutung, in seinem seelischen Echo herunter in die Seele [sinke]. Sie ist gleichsam das moralische Gedächtnis der Menschheit« (Simmel 1999: 662). Ihre Bedeutung für den sozialen Zusammenhalt darf seiner Meinung nach nicht unterschätzt werden, da sie menschlichem Handeln eine einzigartige Ausprägung und Intensität verleiht. In der Dankbarkeit als immaterielle Gegengabe schlage sich auch das Gefühl nieder, die empfangene Gabe eben nicht erwidern zu können: »Man kann sagen, daß [der Dank] hier im Tiefsten überhaupt nicht darin besteht, daß die Gabe erwidert wird, sondern in dem Bewußtsein, daß man sie nicht erwidern könne, daß hier etwas vorliegt, das die Seele des Empfangenden wie in einem gewissen Dauerzustand der andern gegenüber versetzt, eine Ahnung der inneren Unendlichkeit eines Verhältnisses zum Bewußtsein bringt, das durch keine endliche Erweisung oder Betätigung vollkommen erschöpft oder verwirklicht werden kann« (ebd.: 666 f.). Für Hans-Rudolf Müller-Nienstedt stellt sich die Erfahrung nach der Transplantation ebenso dar: »[D]urch das Akzeptieren eines geschenkten Organs entsteht eine Schuld, deren Ausmaß kaum abschätzbar ist. Irgendwann muß die Einsicht reifen, dass es nie möglich sein wird, diese Schuld abzutragen. Es gibt ebenso wenig eine Möglichkeit, für sein Leben zu bezahlen, wie es die Möglichkeit gibt, für das wiedergeschenkte Leben ein Entgelt zu leisten« (1996: 133).

Die Äußerungen der Organempfänger machten es deutlich: ihr Gefühl der Dankbarkeit führt zu Engagement für die Sache der Organspende oder die Betreuung von Mitpatienten, oder auch nur zu der empfundenen Verpflichtung, dieses »geschenkte Leben« gut und sinnvoll zu leben. All dies hat einen hohen Wert und führt zu einem Geflecht sozialer Beziehungen.

Problematisch daran ist nur, dass ihre Dankbarkeit die tatsächlichen Geber, die Organspender, nie erreichen kann, da sie tot sind, und auch nicht deren Angehörige, denn zwischen beiden Seiten herrscht strikte Anonymität. Möglich ist allerdings ein anonym gehaltenes Dankesschreiben der Empfänger an die Hinterbliebenen, das dann über das Transplantationszentrum übermittelt werden kann. Diese Praxis musste sich in Deutschland jedoch erst etablieren, ebenso wie das Abhalten von Dankesgottesdiensten, die für die Organspender und ihre Angehörigen abgehalten werden. Viele scheuten vor diesem Schritt zurück, mochten die Hinterbliebenen in ihrer Trauer nicht stören, oder ihnen war diese Möglichkeit gar nicht bekannt. Trotz dieser Angebote ist das zum Teil heute noch so.

Doch die öffentliche Wertschätzung der spendenden Seite in der deutschen Gesellschaft ist merklich leiser als die Werbung für Organspende. Man findet sie nicht auf der Webseite der jüngsten Werbekampagne der DSO *Für das Leben. Für Organspende*, die unter der Schirmherrschaft der Bundesgesundheitsministerin steht, und liest auch kaum etwas darüber auf den Webseiten der zahlreichen

Selbsthilfegruppen für Organtransplantierte. Nur auf vier der 27 Webseiten solcher Selbsthilfegruppen, deren Link auf der DSO-Homepage angegebenen ist, war ein Dank an den Organspender zu finden, nur einmal davon gleich auf der Startseite. (Das Download für den Organspendeausweis ist dagegen fast überall an prominenter Stelle zu finden.) Dabei wäre eine kleine Rubrik »Gedenken an die Spender« – ja, man könnte gar an ein Spendenkonto für durch den Tod in finanzielle Not geratene Hinterbliebene nachdenken – ein Leichtes.

Ein wunderbares Beispiel für den Dank ist allerdings die Internetseite »www.dank-dem-organspender.de«. Die Webseite entstand auf persönliche Initiative des Ehepaares Woerpel, denen in der Arbeit mit Dialysepatienten und Nierenempfängern ebenfalls deutlich geworden ist, dass Betroffenen die Möglichkeit fehlt, ihre Dankbarkeit auszudrücken. Auf der Seite können sowohl Organempfänger ihren Dank ausdrücken, wie auch Hinterbliebene etwas zum Gedenken an ihren verstorbenen Angehörigen schreiben. Die Resonanz ist positiv – und bestärkt die Theorie der Gabe, die besagt, dass es zu einem Ausgleich zwischen der gebenden und der nehmenden Seite kommen muss. Hinterbliebene schreiben zum Beispiel: »*Ende und Anfang*. Danke für diese Seite. In der Erinnerung an das, was unwiderruflich geschehen ist, hat sie für uns als Baustein bisher gefehlt. Sie ist für uns ein Zeichen der Hoffnung und dessen, dass es in Zeiten der Trauer auch Helles und Tröstendes geben kann« (29.3.2007). Von einem anderen Betroffenen steht dort: »Eine wunderbare Idee. Es ist für die Angehörigen ein schönes Gefühl zu lesen, wie dieses Geschenk angenommen wird. Die Freude des Beschenkten ist die Erfüllung für den Schenkenden. Diese Freude durften

Angehörige von Spendern aber unter den Bedingungen der anonymen Organspende bisher nicht erleben. Diese Webseite schließt eine Lücke. Danke.«

Eben diese Lücke führte bei dem lebertransplantierten Autor Hans-Rudolf Müller-Nienstedt zu ambivalenten Gefühlen bei der Feier zum ersten nationalen Tag der Transplantation und Organspende in der Schweiz. »Was störte mich an dieser Feststimmung?«, fragte er sich. »Warum entstand in mir keine Resonanz [...]? Wochen später brachten mich weitere Zeitungsartikel darauf: Der Eifer der Organisatoren, sich für vermehrte Organspenden einzusetzen, ließ keinen Platz für jene Menschen, die durch ihren Tod all denen das Leben gerettet haben, die hier zusammengerufen worden sind. Transplantierte zusammenzurufen, ohne in erster Linie der Spender zu gedenken, erschien mir jetzt wie ein Familientreffen ohne Gespräche über verstorbene Angehörige« (Müller-Nienstedt 1996: 213). Für die Seite des Todes und der Trauer scheint hier kein Raum zu sein.

Dort aber, wo es zu einem Kontakt zwischen Hinterbliebenen und Organempfängern kommt, ist die Wirkung der Gabe und Gegengabe deutlich zu spüren. Bei den XI. Weltspielen für Organtransplantierte (*World Transplant Games*) 1997 in Sydney waren Angehörige von Organspendern erstmalig als Ehrengäste geladen. Im Vorfeld der Spiele wurden Bedenken vor einem ersten Treffen mit der ›anderen‹ Seite geäußert. Graham Harrison, der Koordinator für die Angehörigen von Organspendern bei den Weltspielen, hatte selbst die Organe seines Sohnes zur Entnahme freigegeben: »Heute sehe ich über 1 200 Organempfänger vor mir, die an den 11. *World Transplant Games* teilnehmen. Das ist lebendes Zeugnis dafür, dass wir damals die richtige Entscheidung getroffen haben«, sagte er in der Eröffnungsrede der Spiele. Seine Rede wurde begeistert aufgenommen, was er, wie er nachträglich berichtet, nicht erwartet hatte und als überwältigend empfand. Angehörige von Organspendern übernahmen die Rolle der Vergabe der Siegermedaillen an die transplantierten Sportler, was zu rührenden Szenen führte: So gab ein niederländischer Organempfänger seine Goldmedaille an die Mutter eines Organspenders zurück, von der er sie überreicht bekam, um so seine Dankbarkeit auszudrücken für das Leben, das ihm durch die Transplantation ermöglicht wurde, und die Gabe, die seine ›wirkliche‹ Goldmedaille sei. Auch im deutschen Team, das ich nach Sydney begleiten durfte, wurde nach erster Zurückhaltung die Einbindung der Hinterbliebenen positiv aufgenommen.

Erfahrungen mit dem direkten Kontakt zwischen den Angehörigen der Spender und den Organempfängern gibt es in den USA. Dort ist bei beiderseitigem Einverständnis und unter psychologischer Betreuung ein Kennenlernen zwischen den Hinterbliebenen und den entsprechenden Organempfängern möglich. In der Mehrheit sei die Erfahrung der Betroffenen positiv gewesen, berichtet eine Studie, die den Verlauf von 36 Begegnungen (zwischen Angehörigen von Organspendern und den jeweiligen Organempfängern) untersucht hatte (Albert 1998). Der größte Teil der Begegnungen führte auf beiden Seiten zu einem Gefühl des Friedens und dem Eindruck, dass etwas zum Abschluss gekommen ist. Der Empfänger einer Leber machte folgende Erfahrung: »Nach unserem Treffen überkam mich ein tiefes Gefühl von Frieden. Ich reflektierte darüber und mir wurde klar, dass ich (durch diesen Kontakt) eine zweite Gabe erhalten hatte ... den Segen der

Mutter meines Spenders. Mir wurde das Wissen gegeben, dass es für sie in Ordnung ist, dass ich die Leber ihres Sohnes hatte, um am Leben zu bleiben, und dass sie froh darüber war trotz ihrer Trauer. Ich fühlte mich auch erleichtert, dass ich ihr persönlich danken konnte – etwas, von dem ich nie erwartet hatte, dass es passiert« (ebd.: 143).

In wenigen Fällen wurde der Kontakt von den Hinterbliebenen als Belastung erlebt, weil dadurch die Erinnerung an den Tod ihrer Angehörigen wieder wach wurde oder sie sich wegen zuvor empfundenen Grolls über das ›gesunde‹ Leben der Transplantierten schuldig fühlten. Manche Organempfänger hatten das Gefühl, die Hinterbliebenen würden sich zu sehr in ihr Leben einmischen. Auch zu große religiöse oder soziale Unterschiede zwischen beiden Seiten wurden als störend erlebt. Pamela Albert, die Organisatorin, ist deshalb davon überzeugt, dass solche Treffen nur unter gezielter professioneller Betreuung stattfinden sollten, auch wenn die Mehrheit positive Erfahrungen macht. Beide Seiten müssten auf die Risiken eines solchen Kontaktes vorbereitet werden (ebd.: 143).

Trotz dieser letztendlich positiven Auswirkung ist man generell, und so auch in Deutschland, äußerst zurückhaltend bei diesem Thema. Denn es liegen, wie bereits geschildert, auch Gefahren darin, die auf beiden Seiten zu zusätzlichen Belastungen und psychischen Problemen führen können: Man muss sich nicht mögen, vielleicht ist man auch der Meinung, der Organempfänger sollte viel besser mit seinem Organ umgehen, oder es gibt unterschiedliche religiöse Ansichten oder eine Anspruchshaltung vonseiten der Hinterbliebenen. Dem Organempfänger kann es die Inkorporation des übertragenen Organs erschweren und sein Identitätsgefühl bedrohen, für Hinterbliebene kann es die Gefahr sein, in ihrer Trauer festzustecken, da beispielsweise das Herz ihres Verwandten ja immer noch schlägt.

Die Frage, ob sie sich einen solchen Kontakt vorstellen könnten oder gar wollten, wurde von meinen Gesprächspartnern beider Seiten ambivalent beantwortet. Ein Herz-Lungen-transplantierter Mann sagte dazu: »Ich rauche ab und zu. Das würden die nicht wollen. Angenommen ich hab' die Lunge von einem Nichtraucher und Sportler. Dann sagen die Eltern, ›Mein Sohn hat immer acht auf sich gegeben, immer gesund gelebt und Sport gemacht, und du rauchst jetzt?‹ ... Das ist sicher problematisch. Wenn ich nicht rauchen würde, könnte es etwas anderes sein, was ihnen nicht gefällt. Klar, das könnte sie auch trösten, wenn sie sehen, dass es mir sehr gut geht, dass ich normal lebe, dass ich wirklich alles aus meinem neuen Leben mache. Ich tue doch eine ganze Menge dafür, dass ich mit dem Organ gesund lebe. Dann würden sie sich vielleicht freuen. Wahrscheinlich sogar. ... Aber trotzdem, grundsätzlich wäre es eine weitere Erwartungshaltung an den Transplantierten.« Andere Organempfänger äußerten die Befürchtung, das Wissen um die Person des Organspenders könne sie belasten. So bleibe die Vorstellung relativ nüchtern, auch wenn sie am Tag ihrer Transplantation seines oder ihres Todes gedenken – und das tun nicht wenige. Positiv werteten sie die Möglichkeit, dann endlich direkt ihren Dank ausdrücken zu können.

Aufseiten der Hinterbliebenen gibt es ebenfalls unterschiedliche Meinungen dazu. Die Einschätzung hängt auch davon ab, was man mit dem Organspendeprozess für Erfahrungen gemacht hat. Eine Rolle spielt zudem, ob die Hinterbliebenen eher zum Konzept *Körper* oder zum Konzept *Leib* tendieren. Ist der Körper für sie primär etwas Materielles und Nüchternes, das nicht mehr mit der verstorbenen Person zusammenhängt (*Körper*), empfinden sie auch keine besondere Verbindung zu den Empfängern der Organe. Diese Menschen kommen mit dem Organspendeprozess, so wie er in Deutschland heute praktiziert wird, am besten zurecht. Andere haben jedoch die Vorstellung, dass der Körper und auch die entnommenen Organe immer noch mit der verstorbenen Person verbunden sind, gar dass etwas von ihm oder ihr im Körper des Organempfängers noch weiterlebt (*Leib*). Diese Vorstellung, dass der Körper auch nach dem Tod vom Selbst der verstorbenen Person durchdrungen ist, kann für manche tröstlich (es ist noch nicht ganz vorbei), für andere jedoch äußerst schmerzhaft sein, da dieser intime Teil nun in einem fremden Menschen weiterexistiert. Dieses Gefühl gibt es auch bei Organempfängern. So schreibt Hans-Rudolf Müller-Nienstedt: »Ich kann nicht mehr nur an meinen eigenen Tod denken, wurde mir doch mit der Leber meines Spenders etwas Lebendiges anvertraut, das nur durch mich weiterlebt, nur durch mein Weiterleben seinen Sinn erhält« (1996: 183).

Frau J. hätte zum Beispiel gerne mehr über die Empfänger der Organe ihres Mannes erfahren und fragt sich, »ob nicht vielleicht irgendwo auf einer übernatürlichen Ebene ein Kontakt hergestellt ist. Vielleicht denken die Organempfänger an uns genauso.« Sie sieht also eine Art Verknüpfung der Schicksale zwischen den Spendern und den Empfängern. Herr S. zum Beispiel möchte keinen Kontakt zu den Empfängern der Organe seines Sohnes, da er der Dankbarkeit der Empfänger nur seinen Schmerz entgegensetzen könnte: »Nein, nein, das ist bei mir eine Frage der

Scham. Ich möchte nicht die Dankbarkeit eines Menschen auf mich ziehen, auch noch bei einer Entscheidung, die mir schon Kummer genug macht. Was soll solch ein Mensch sagen? ›Ich bin dir ja so dankbar‹ und so weiter. Und ich kann nur sagen, ›Wenn Sie wüssten, wie sehr ich diese Entscheidung bedaure?‹ ... Ich freue mich, dass Menschen gerettet worden sind, aber ... ich möchte nicht, dass das peinlich endet.« Angehörige von Organspendern machen sich auch Gedanken darüber, was ihre Zustimmung zur Organentnahme bewirkt haben mag: Haben die Empfänger überlebt? Geht es ihnen gut? Oder war die Transplantation für sie doch kein Segen, weil es nicht geklappt hat? Auch hier scheint wieder die Verantwortung durch, in der sich die Menschen durch ihre Entscheidung fühlen. Für die Hinterbliebenen birgt die Beschäftigung mit der Empfängerseite die weitere Gefahr, sich damit an ein Ersatzobjekt zu klammern, statt sich mit dem tatsächlichen Verlust auseinanderzusetzen (Holtkamp/Nuckolls 1993).

Beide Seiten äußerten den – wenn auch mit Ambivalenz besetzten – Wunsch, etwas mehr über die Identität der anderen Seite zu erfahren. Doch vor einem direkten Kennenlernen schrecken die meisten zurück: Da spielten Befürchtungen vor gegenseitiger Antipathie mit hinein, bei Hinterbliebenen auch Scham und Unbehagen darüber, Adresse für so große Dankbarkeit zu sein, obwohl man sich doch eigentlich sehr fremd ist.

Die heilsamste Gegengabe

Die heilsamste Gegengabe liegt in der Würdigung dessen, was Organspender und ihre Angehörigen auf sich nehmen.

Wege der Anerkennung gibt es – und sie werden zum Teil schon begangen. Die wichtigste und dringlichste Form der Würdigung liegt im größtmöglichen Schutz für die Angehörigen der Organspender. Folgende Maßnahmen könnten dies bewirken: vorherige Aufklärung, Freiwilligkeit (eigentlich nur durch die enge Zustimmungslösung zu gewährleisten) und damit Entlastung von der »unmöglichen Entscheidung«, Freiheit in der Entscheidung durch wahrhaft ergebnisoffene Gespräche auf der Intensivstation und neutrale Unterstützung, eine gesellschaftliche Kultur der Toleranz und Akzeptanz von denjenigen, die – aus welchen Gründen auch immer – eine Organspende ablehnen, Unterstützung und Beratung in der Trauerzeit, vor allem aber eine möglichst *freie* Entscheidung. Dazu gehört, dass Angehörige nicht erst auf der Intensivstation mit den Besonderheiten eines Hirntodes und dem Entnahmeprozess konfrontiert sind, sondern dass ein solches Wissen in der Aufklärung der Bevölkerung vermittelt wird und sich die Menschen schon *vor* einer solchen Extremsituation mit diesen Fragen beschäftigen. Und eigentlich gehört dazu, dass sie diese Entscheidung über das Sterben eines anderen Menschen gar nicht selbst treffen, sondern ›lediglich‹ mittragen müssen, was nur durch die enge Zustimmungslösung gesichert wäre.

Für diese Form der Gegengabe im Geflecht der Organübertragung zu sorgen ist Aufgabe der vermittelnden Instanz – also der Transplantationsmedizin und der Gesellschaft, die diese Form der Therapie haben möchte. Der Philosoph und Ethiker Christoph Rehman-Sutter betont, dass Organempfänger »ein moralisches Recht darauf (nicht die Pflicht dazu) [haben], dass die Organentnahme nur vorgenommen wird, wenn informierte Zustimmung vorliegt, und dass dabei die Würde des sterbenden Menschen respektiert wird. Denn die Verantwortung entsteht aus der Macht« (1994: 14). Auf dieses Recht kommt auch Hans-Rudolf Müller-Nienstedt zu sprechen: »Für unser (Weiter) Leben sind wir ja nicht nur angewiesen auf ein gesundes Organ, sondern auf das gesunde Ganze eines Organismus, das sich in der Würde des eigenen Lebens sicher fühlen kann. Diese eigene Würde ist durch die Transplantation unauflöslich verknüpft mit der Würde des Spenders und damit der vollen Anerkennung seiner Solidarität mit uns Lebenden, durch seine Organgabe ebenso wie durch seinen Verzicht auf den allerletzten Zeitabschnitt seines Sterbens« (Müller-Nienstedt 1996: 240).

Mittlerweile bietet die DSO Hinterbliebenen nach Abschluss der Organspende Unterstützung an. Auf ihrer Webseite gibt es eine Broschüre für Angehörige, die Rat und Hilfe in der Trauer anbietet und für noch offen gebliebene Fragen Informationen zur Verfügung stellt. Auf Initiative des Arztes und Transplantationskoordinators Carl-Ludwig Fischer-Fröhlich und einer Betroffenen gab es ab 1996 für einige Jahre eine Gruppe für Hinterbliebene. 1999 wurde im Raum Niedersachsen von der Ärztin und Transplantationskoordinatorin Sonja Tietz (DSO, Region Nord) eine weitere Angehörigengruppe initiiert, primär für Eltern, die ein Kind zur Organspende freigegeben hatten. Diese äußerten den Wunsch, Organempfänger kennenzulernen, um direkt von ihnen und ihrem Leben nach einer Transplantation zu erfahren. Trotz unterschiedlicher Sichtweisen beider Seiten seien die Treffen positiv aufgenommen worden, meint eine Teilnehmerin (Pawelzik 2000: 22). Im Jahre 2003 fand ein ähnliches Treffen in der Region Mitte (Hessen, Rheinland-Pfalz, Saarland) statt, das von den Beteiligten ebenfalls als positiv empfunden wurde (Hollinger 2003: 31). Seit etwa 2000 werden auch in anderen Regionen der DSO Treffen für Hinterbliebene organisiert, berichtet mir Sonja Tietz, Ärztin und Transplantationskoordinatorin der Region Nord. Die Angehörigen werden dazu in der Regel ein Jahr nach dem Tod des Organspenders eingeladen. Die Besonderheit der Region Nord: Dort werden seither regelmäßig Treffen für Hinterbliebene von Organspendern angeboten – ein Seminar zum Austausch über die Erfahrungen mit der Organentnahme und Folgetreffen, zu denen auf Wunsch der Angehörigen auch Organempfänger eingeladen werden. Bei einem Treffen 2006 mit gemeinsamer Wanderung konnte der Erfahrungsaustausch beider Seiten vertieft werden. Die Resonanz der Teilnehmenden fiel sehr positiv aus (vgl. entsprechenden Bericht auf der Seite des Bundesverbands der Organtransplantierten: www.bdo-ev.de).

Die DSO bietet auch ein Schulungsprogramm an, das *European Donor Hospital Education Programme*, um Ärzte und Transplantationskoordinatoren auf den Umgang mit Angehörigen von potenziellen Organspendern und die Frage nach einer Organspende vorzubereiten. Ein solches Seminar konnte ich Ende der 1990er Jahre miterleben: Im Zentrum stand die Frage, wie die Todesnachricht möglichst einfühlsam übermittelt und der Hirntod einfach und deutlich erklärt werden kann; dabei stand die Ergebnisoffenheit des Gespräches im Vordergrund. Das ist aber leider nicht immer der Fall. Die DSO hat im Rahmen der Anhörung vor der Enquete-Kommission vom 14.3.2005 einige Beschlusspunkte erläutert, die sie durchsetzen wollte, um die Zahl der Organspenden zu erhöhen. Dazu gehörte auch: »Verpflichtende Übernahme des Angehörigengespräches durch Koordinatoren der DSO« und »Anweisung an die Koordinatoren, durch ›adäquate Gesprächsführung eine Zustimmung einzuholen‹« (nach Breyer et al. 2006: 106). Vertrauensbildend sind solche Vorstöße sicherlich nicht.

Durch die Übertragung von Organen werden Schicksale von Menschen verknüpft, die sich zu Lebzeiten nie kennengelernt haben. So empfinden es viele Betroffene beider Seiten, auch wenn es im Widerspruch zum medizinischen Konzept vom Transplantat als Bio-Ersatzteil und Ressource steht. Das Beziehungsgeflecht, das zwischen allen beteiligten Akteuren bei Organübertragungen entsteht, hat der Philosoph und Ethiker Christoph Rehmann-Sutter klar dargestellt (vgl. Kap. 1). Da es sich um eine anonyme Gabe handelt (Spender und Empfänger lernen sich nicht kennen), geht die Verpflichtung, die traditionell zum Gabentausch gehört, auf die Gesellschaft über. Viele Organempfänger nehmen sie von sich aus wahr – im persönlichen Gedenken wie in ihrem sozialen Engagement. Doch haben die meisten, insbesondere die, deren gesundheitlicher Zustand auch nach der Transplantation nicht sonderlich gut ist, nicht schon genug damit zu kämpfen, ein gutes Leben zu leben?

Die Tatsache, dass die verantwortliche Seite, also die Transplantationsmedizin, nicht nach der Logik des Gabentausches tätig ist, sondern nach der einer bezahlten Arbeit, und den Regeln des Staates und den Gesetzen des Marktes folgt, eliminiert keineswegs die Dimension der Gabe in diesem System, betont der Ethnologe Jacques T. Godbout (2000: 76). Allerdings führt dies zu der Schwierigkeit, dass die beteiligten Akteure nicht nach einer gemeinsamen

Norm handeln (ebd.: 93). Das kann manchmal zu einem »Gschmäckle« führen, wie man in Schwaben sagen würde, wenn die Logik des Marktes bei den Professionellen allzu deutlich hervor scheint.

Wie gezeigt, gibt es bei Betroffenen die ganze Spannbreite von Vorstellungen – vom Körper bis hin zum Leib. Es müsste ein gesellschaftlicher Umgang damit gefunden werden, der dieser Vielfalt an Einstellungen und Empfindungen gerecht wird – und sie auch wertschätzt! Eine Atmosphäre der Toleranz und Akzeptanz anderer Auffassungen zum Hirntod und der Organspende kann man in der öffentlichen Diskussion wenig finden; das bereits zitierte Gutachten des Nationalen Ethikrates ist nur ein Indiz für die Tendenz, Organspenden mehr und mehr als Bioressource/Ersatzteil und nach der Marktlogik zu betrachten, statt der Ebene des Leibes Raum zu geben. Doch dazu im nächsten Kapitel.

13. Verstörende Entwicklungen

Organübertragungen gehören zum klinischen Alltag, die Transplantation von Nieren, Herzen, Lebern und Lungen sind medizinische Routine geworden; in den Hintergrund gerückt sind dabei die beschrittenen Grenzwege der Neukonzeption des Todes, der Umgang mit Versterbenden und Leichen, die Fragen nach Identität und Selbstverständnis eines Menschen. Nicht jedoch bei den direkt Betroffenen: Für Angehörige ist die Freigabe eines Verwandten zur Organspende eine extrem belastende Situation; der Tod in Form des Hirntodes ist hier keine Routine, vielmehr werden die Menschen verstört durch den Anblick eines Körpers, der Anzeichen von Leben aufweist und doch tot sein soll. Dieser Tod ist kein Tod wie jeder andere, dieser Abschied auch nicht. Für jeden Patienten sind das Warten auf ein Organ (auf den Tod eines anderen Menschen) – womöglich in einem lebensbedrohlichen Zustand, die Transplantation selbst und gerade die erste Zeit danach eine »Grenzsituation par excellence«, wie Psychologen und Psychosomatiker bestätigen (Albert 2004). Daran ändert auch die große Anzahl an Transplantationen nichts, ebenso wenig wie eine kulturelle Gewöhnung daran, dass ein Herz erst in einem, dann in einem anderen Menschen schlagen kann.

Was heute schon alles gemacht wird ...

Bei den »Routineübertragungen« von Niere, Herz, Leber und Lunge ist es nicht geblieben. Waren Transplantationen zunächst zur Lebensrettung gedacht, werden sie zunehmend auch als Möglichkeiten der Leidensminderung und Lebensqualitätsverbesserung gesehen. Zurzeit vollzieht sich eine neue Grenzverschiebung, die mit einem neuen Tabubruch einhergeht. In der ersten Zeit der Transplantationspraxis ging es um die Übertragung innerer Organe, doch nun werden auch äußere Körperteile transplantiert: 2003 zum ersten Mal eine Zunge, 2005 ein Gesicht zur Wiederherstellung nach einer schweren Hundebiss-Verletzung, weltweit bereits über 30 Hände und 2008 in München zum ersten Mal überhaupt zwei vollständige Arme. Auch eine Gebärmutter und ein Penis (in China) wurden schon transplantiert. Die Herausforderung, die dies an die Empfänger stellt, ist um ein Vielfaches größer als bei inneren Organen, denn nun kommt ihnen die fremde Identität des Spenders sichtbar und fühlbar entgegen. Das verkraften nicht alle: Der Neuseeländer Clint Hallam ließ sich nach einigen Jahren die transplantierte Hand wieder abnehmen, es belastete ihn zu sehr, auch wollte er die dauerhafte Medikamenteneinnahme zur Unterdrückung seines Immunsystems nicht mehr (Frankfurter Allgemeine Zeitung 2001). Auch die Ehefrau des Penisempfängers konnte sich an das neue Glied nicht gewöhnen; es wurde wieder entfernt, obwohl die Transplantation problemlos gelungen war (Focus 2006).

... und die immer noch aktuelle Frage nach der Identität des Menschen

Die Ausweitung dessen, was versuchsweise transplantiert wird, geht weiter. Alle Jahre wieder geht ein Vorhaben des mittlerweile 80-jährigen Neurochirurgen Robert White durch die Presse: eine Kopftransplantation. Die Wissenschaftsjournalistin und Romanautorin Charlotte Kerner fragt, dadurch angeregt, erneut nach der Verankerung von Identität und Selbst eines Menschen im Körper. In ihrem Roman *Kopflos* (Kerner 2008) spielt sie die Geschichte einer Ganzkörpertransplantation durch: Einem durch einen Unfall schwerst versehrten Mann wird der ganze Körper eines jungen und vitalen Mannes transplantiert, der nach einem Fahrradunfall in den Zustand des Hirntodes verfiel. Wer ist da noch wer? Der Körper des transplantierten Mannes fühlt sich von der Freundin des Organspenders angezogen. Diese sehnt sich ebenfalls nach dem ja noch lebenden Körper ihres verstorbenen (?) Partners, der ihr genauso leibhaftig entgegenkommt wie zu Lebzeiten auch, nur eben mit einem anderen Kopf. Und die Ehefrau des transplantierten Mannes – geht sie eigentlich fremd, wenn sie nun mit ihm schläft? Noch interessanter sind die Dialoge, die Charlotte Kerner im transplantierten Mann selbst ablaufen lässt – ganz deutlich kämpfen hier zwei Identitäten miteinander. Wie der Kampf ausgeht, wird hier nicht verraten, nur, dass die Geschichte eine überraschende Wende nimmt.

Die Identitätsfrage stellt sich auch hinsichtlich der voranschreitenden Hirnforschung. Zunehmend werden Areale des Gehirns bestimmt, die für spezifische Funktionen zuständig sind. Und immer noch ist nicht erkennbar, wo die eigentliche Identität des Menschen verankert ist. Je weiter die Erforschung des menschlichen Gehirns fortschreitet, desto mehr geht die gesamthafte Gestalt des Menschen und die körperliche Lokalisation seiner Identität verloren. Und wenn das Gehirn die Basis unserer Persönlichkeit ist, wie steht es dann um die Identität jener an Parkinson erkrankten Menschen, denen Gehirnzellen – also das Gewebe, das als Träger von Persönlichkeit gilt – von abgetriebenen Föten implantiert werden, wie es in anderen Ländern schon erprobt wird? Es steht zu befürchten (oder zu hoffen?), dass man auch auf dem Wege dieser Forschungen die Seele, den Kern des Menschen nicht finden wird. Ebenso wenig wie Rudolf Virchow, Arzt und Begründer der modernen Pathologie, der erklärte: »Ich habe Tausende von Leichen seziert, aber keine Seele darin gefunden.« Natürlich nicht.

Und die Hinterbliebenen? Wie mag es ihnen gehen, wenn sie die Hände ihres verstorbenen Ehemanns oder Sohnes bei einer Pressekonferenz im Fernsehen an einem anderen Menschen sehen? Sind wir je darauf vorbereitet, damit umzugehen? Können wir vorher abschätzen, wie wir in der Folge damit werden leben können?

Wozu geben wir unsere Einwilligung?

Es ist also vieles zu bedenken vor einer Zustimmung. Auf dem offiziellen Organspendeausweis gibt es zwar auch eine Rubrik, in der man angeben kann, welche Organe von der Entnahme ausgeschlossen werden sollen. Doch der Raum für Einträge ist auf dem scheckkartengroßen Vordruck sehr begrenzt, viel kann da nicht hinein – und wer ist schon so gut informiert, um über all die Möglichkeiten Bescheid zu wissen?

Bei den neuen Vordrucken der Organspendeausweise sollte man darüber hinaus genau hinsehen: Denn nun geht es nicht mehr allein um Organspende, wie die Vorderseite des Ausweises verkündet, sondern zugleich wird auf der Rückseite, dort, wo man sein Kreuz an entsprechender Stelle anbringen kann, Organ- und Gewebespende zusammengefasst (Abb. 8). Um welche Organe und Gewebe es sich dabei im Einzelnen handelt, erfährt man nicht; auch, auf die Unterschiede zwischen Organspende und Gewebespende wird nicht hingewiesen. Die Gewebespende unterscheidet sich aber maßgeblich von der Organspende – sowohl, was die Integrität des Leichnams angeht, als auch, wofür das entnommene Material verwendet wird, wie in Kapitel 3 beschrieben wurde. »Im Augenblick ist die Öffentlichkeit sicher sehr wenig darüber informiert, wie viele verschiedene Möglichkeiten von Gewebespende und Gewebeweiterverarbeitung es gibt, was damit genau medizinisch gemacht wird, welche Patienten wie davon profitieren, aber auch zum Beispiel, was für ein Aufwand betrieben werden muss«, sagt die Medizinethikerin Claudia Wiesemann in einem Interview mit dem Deutschlandradio am 10.11.2008.

Gewebe- und Organspende in einer Willensbekundung zusammenzunehmen, ohne die Bevölkerung ausreichend zu informieren, ist unredlich. Von informierter Zustimmung – einem der Grundwerte im modernen Gesundheitssystem – kann hier keine Rede sein. Dass sich dies als Eigentor herausstellt, befürchten auch Akteure aus diesem Bereich. »Selbst von wohlmeinenden Transplantationsbefürwortern wird dieses Vorgehen als Bürgertäuschung bezeichnet«, beanstandet der Transplantationschirurg Gundolf Gubernatis während der öffentlichen Anhörung zum Gewebegesetz im Jahr 2007 (zitiert nach Keller 2008: 196 f.). Vertrauens- und Glaubwürdigkeit der Transplantationsmedizin werden so nicht gestärkt.

Organspendeausweis

nach § 2 des Transplantationsgesetzes

Name, Vorname — Geburtsdatum

Straße — PLZ, Wohnort

FÜRS LEBEN FÜR ORGANSPENDE | **Organspende** schenkt Leben.

Antwort auf Ihre persönlichen Fragen erhalten Sie beim Infotelefon Organspende unter der gebührenfreien Rufnummer **0800 / 90 40 400**.

Erklärung zur Organ- und Gewebespende

Für den Fall, dass **nach meinem Tod** eine **Spende** von Organen/Geweben zur Transplantation in Frage kommt, erkläre ich:

- ○ **JA**, ich gestatte, dass nach der ärztlichen Feststellung meines Todes meinem Körper Organe und Gewebe entnommen werden.

oder ○ **JA**, ich gestatte dies, mit **Ausnahme** folgender Organe/Gewebe:

oder ○ **JA**, ich gestatte dies, jedoch **nur** für folgende Organe/Gewebe:

oder ○ **NEIN**, ich widerspreche einer Entnahme von Organen oder Geweben.

oder ○ Über JA oder NEIN soll dann **folgende Person entscheiden**:

Name, Vorname — Telefon

Straße — PLZ, Wohnort

Platz für **Anmerkungen/Besondere Hinweise**

DATUM — UNTERSCHRIFT

Abb. 8: Organspendeausweis (offizieller Vordruck der DSO)

Zustimmungsregelung zur Organspende

In Deutschland einigte man sich auf die *erweiterte Zustimmungsregelung* zur Organspende (vgl. Kap. 5), so ist es im Transplantationsgesetz festgelegt. Doch werden die Stimmen lauter, denen dies nicht ausreicht. Sie möchten die Zahl der Organspenden durch eine andere Regelung erhöhen, die *Widerspruchslösung*. Diese besagt: jeder gilt potenziell als Spender, so er sich nicht explizit dagegen ausgesprochen hat. Denn Länder, in denen die *Widerspruchslösung* praktiziert wird, so die Argumentation, hätten dadurch ein höheres Spendeaufkommen (was jedoch umstritten ist). Der Nationale Ethikrat plädierte dennoch für eine Gesetzesänderung und würde in Deutschland ebenfalls gerne die Widerspruchlösung sehen: Damit würden die Bürger zwar zu einer Auseinandersetzung mit der Thematik gedrängt, was als Eingriff in das Selbstbestimmungsrecht angesehen werden könne, doch sei dieser Eingriff verhältnismäßig gering und könne ihm im öffentlichen Interesse auferlegt werden (Nationaler Ethikrat 2007: 34). Es sollen damit all diejenigen als Spender gewonnen werden, die laut Umfragen in der Bevölkerung der Organspende positiv gegenüberstehen, aber den Schritt zum Ausfüllen eines Ausweises noch nicht gegangen sind. Allerdings setze dies voraus, dass die Bevölkerung über die Folgen aufgeklärt sei, die ein unterlassener Widerspruch mit sich bringe. Dies mache ein stufenweises Vorgehen nötig, um die Bevölkerung entsprechend vorzubereiten. Der Nationale Ethikrat behauptete in seiner Stellungnahme, es sei keine menschlich befriedigende Antwort, Gedanken an den eigenen Tod oder die Entscheidung für oder gegen eine Organspende von sich fernzuhalten (ebd.: 28). Gegen den Vorschlag des Nationalen Ethikrates äußerte sich neben anderen auch Hans Lilie, Vorsitzender der Ständigen Kommission Organtransplantation des Deutschen Ärztetages: Er halte es für problematisch, Schweigen als Zustimmung zu interpretieren. Auch sei nicht klar, ob mit einer Widerspruchslösung die Spenderate tatsächlich gesteigert werden könne. In Schweden habe ein mehrmaliger Wechsel zwischen Zustimmungs- und Widerspruchslösung zu keiner Veränderung in der Spenderate geführt und in Spanien sei die hohe Zustimmungsrate vielmehr auf organisatorische Faktoren zurückzuführen als auf die dort geltende Widerspruchslösung (Deutsches Ärzteblatt 2007).

Was ist noch problematisch an der Widerspruchslösung? Sich mit der eigenen Endlichkeit zu beschäftigen, kann das Leben bereichern. Trotz allem gibt es Menschen, die dies nicht möchten. Und dieses Recht sei jedem zugestanden. Sterben und Tod eines Menschen sind untrennbar mit seiner persönlichen Lebensgeschichte verbunden. Wie dieser Lebensabschnitt von einer Person und ihren nächsten Angehörigen begangen werden soll und nach welchen Vorstellungen, das ist ein sehr intimes und persönliches Thema. Die Auseinandersetzung mit der eigenen Sterblichkeit fällt in einen so privaten Bereich, dass die Gesellschaft meines Erachtens kein Recht darauf hat, diese Auseinandersetzung zu erzwingen. Wenn Organspende auf Freiwilligkeit beruht, so sollte dies auch für die Bereitschaft gelten, sich mit dem eigenen Tod auseinanderzusetzen.

Es wird also neue Vorstöße geben, die Gesetzesgrundlage für Transplantationen zu ändern. Die Stellungnahme des Nationalen Ethikrates weist schon deutlich in diese

Richtung, ebenso die interdisziplinäre Studie von Friedrich Breyer und Kollegen (an der auch ein Mitglied des Nationalen Ethikrates beteiligt war). Sie schlagen einen ganzen Maßnahmenkatalog zur Erhöhung der Organspendezahlen vor, unter anderem: Einführung der Widerspruchslösung, Einführung eines bundesweiten Organspenderegisters, Reziprozitätslösung (Spendewilligkeit als Bedingung für den Erhalt eines Transplantats), Einführung eines kontrollierten Organhandels (Bezahlung von Lebendspenden, Kauf/Verkauf nur über ein staatliches System nach festgelegten Preisen), Sicherstellung, dass Lebendspender keine finanziellen Nachteile erleiden (Versicherungslücken schließen) und finanzielle Vergütung der Krankenhäuser für Organspenden (Breyer et al. 2006). Der Umstand, dass manche dieser Vorschläge schwierig in die Praxis umzusetzen sind, ist den Autoren bewusst. So kann zum Beispiel jeder, der in die unglückliche Lage kommt, ein Transplantat zu benötigen, sich doch noch als potenzieller Spender registrieren lassen. Doch sie halten diese Probleme für lösbar. Die DSO verlangt in einer Pressemitteilung im Januar 2009 »durchgreifende Reformen« vom Gesetzgeber, um die Zahl der Organspenden wieder steigern zu können, die im Jahre 2008 einen Rücklauf von über acht Prozent erlitten habe. Der DSO-Vorstand fordert die Stärkung und Ausweitung seiner Kompetenzen und plädiert dafür, »dass die DSO von sich aus in Kliniken tätig werden kann und nicht wie derzeit praktiziert, lediglich auf Anfrage aktiv werden darf« (DSO 2009).

Die Möglichkeit der Organspende zu Lebzeiten

Die Lebendspende unter Verwandten und »sich emotional Nahestehenden« ist legal (§ 8 TPG), wurde aber in der frühen Zeit der Transplantationsmedizin lediglich als eine Notlösung betrachtet. Nur wenn kein anderes Spenderorgan zu bekommen war, wurde an eine Lebendspende gedacht. Denn immer noch galt die medizinische Devise *primum non nocere* – zunächst einmal nicht schaden. Es ist gegen den ärztlichen Heilungsauftrag, einem gesunden Menschen eine schwere Operation mit bleibenden Schäden zuzumuten. Dies wird jedoch in Kauf genommen, um die Lebensqualität von anderen Patienten zu verbessern, im Falle einer Teilleberspende auch ihr Überleben zu sichern.

Heute ist auch das schon anders. Die Lebendspende wird in verstärktem Maße beworben, um den »Mangel« an Spenderorganen auszugleichen. Ihre Zahl steigt an, der Anteil der Nierenlebendspenden an der Nierentransplantation etwa ist nach Angaben aus den entsprechenden Jahresberichten der DSO von vier Prozent oder 83 Transplantationen im Jahr 1995 auf 20,5 Prozent oder 565 Transplantationen im Jahr 2008 gestiegen. Es wird bereits danach gefragt, ob der Vorrang der postmortalen Spende noch zeitgemäß ist. Unproblematisch ist sie allerdings immer noch nicht. Die Spender gehen nach wie vor ein gesundheitliches Risiko ein. Doch die körperlichen Schäden, die sie davontragen, sind nur ein Aspekt. Problematisch kann sich auch die Beziehung zwischen Spender und Empfänger entwickeln (Papachristou et al. 2006), insbesondere wenn die Transplantation nicht den gewünschten Erfolg bringt.

Es können also immer auch »bewusste oder unbewusste Ambivalenzen, neurotische Schuldgefühle und Ähnliches sehr stark in den Entscheidungsprozess hinwirken«, ist in einem psychosomatischen Lehrbuch zu lesen (Hoffmann/Hochapfel et al. 2008: 393). Ein Beispiel, das im Januar 2009 durch die Presse ging: Ein Chirurg aus New York spendete seiner Frau vor einigen Jahren eine Niere; der ging es danach so gut, dass sie eine Affäre mit einem anderen Mann einging und die Scheidung einreichte. Nun will der 49-jährige Mann seine Niere zurück – oder eine Entschädigung in Höhe von 1,5 Millionen US-Dollar.

Die Freiwilligkeit einer Entscheidung für eine Lebendspende ist ebenfalls fraglich. Eine Untersuchung bei Leber-Lebendspenden hat ergeben, dass sich viele der Betroffenen vor ihrer Zustimmung nicht ausreichend über das Risiko und die Folgen der Spende informiert hatten. Auch wurde in der Fallanalyse deutlich, dass sich die Spender angesichts des lebensbedrohlichen Zustandes ihres Verwandten oder eines ihnen nahestehenden Menschen unter starkem Druck fühlten, weil allein sie zu dessen Lebensrettung befähigt schienen. Eine freie Entscheidung ist dies nicht (Papachristou et al. 2006).

Es ist damit zu rechnen, dass alles daran gesetzt wird, die Zahl der Transplantationen weiter zu erhöhen – mit verstärkten Werbekampagnen in der Öffentlichkeit, Ausweitung des »Organspender-Pools« durch Maßnahmen wie die schon genannten und einer Veränderung der Zustimmungsregelung (die beiden letzten Punkte würden eine Veränderung des Transplantationsgesetzes notwendig machen). Die DSO beklagt in einer Presserklärung vom 14.1.2009 einen Rückgang der Spenderate im Jahre 2008 um über acht Prozent. Es sei nicht zu akzeptieren, dass Entnahmen, die möglich sind, nicht durchgeführt würden. Sie schätzt, dass die Zahl etwa verdoppelt werden könnte, wenn alle potenziell in Frage kommenden Patienten gemeldet und explantiert würden.

Doch wie viele potenzielle Organspender es eigentlich gibt, ist eine Dunkelziffer. Bisher ist weder die absolute noch die relative Häufigkeit des Hirntodes bei Patienten, die auf Intensivstationen versterben, bekannt. An diese Daten zu kommen ist für die Transplantationsmedizin von großem Interesse – könnte sie so doch für eine Gesetzesänderung plädieren, um sich der »numerischen« Zahl an Patienten, die zu Organspendern werden könnten, weiter anzunähern. Das sei jedoch »erfahrungsgemäß ein medizinisch, organisatorisch und datenschutzrechtlich anspruchvolles Unterfangen«, so die Ärzte Stefanie Förderreuther und Heinz Angstwurm (2003: 2438 ff.), das sie nichtsdestotrotz in einer bayerischen Umfrage versuchten anzugehen. Auch die DSO würde diese Zahl gern kennen und wollte deshalb monatlichen Zugriff »auf das Controlling jedes Krankenhauses, insbesondere auf die Leistungskennziffern, die u. a. auch darüber Auskunft geben, ob Patienten mit Erkrankungen verstorben sind, die u. U. zum Hirntod führen« (ebd.). Das stößt jedoch auch aufseiten von Transplantationsbefürwortern auf starke Kritik (vgl. Breyer et al. 2006: 106). Zurzeit beteiligen sich nur etwa 40 Prozent der Krankenhäuser mit Intensivstationen an Organentnahmen. Auch wenn es in diesen Häusern noch vor einer Hirntod-Diagnose zu einer Ablehnung durch die Angehörigen kommen sollte oder aus anderen Gründen keine Hirntod-Diagnose durchgeführt wird, obwohl der Zustand des Hirntodes aller Wahrscheinlichkeit nach vorliegen könnte, wird dies nicht der DSO gemeldet (DSO 2008: 14). Die fehlende Mitarbeit von Krankenhäusern habe auch finanzielle Gründe, berichtet Dietmar Mauer von der DSO der Frankfurter Allgemeinen Zeitung. Ein bis zwei Tage sei ein Platz auf der Intensivstation dadurch blockiert, da helfe auch die vollständige Übernahme aller durch die Organspende anfallenden Kosten durch die DSO nicht. Für die Kliniken, die unter dem steigenden Druck stehen, kosteneffizient zu arbeiten »rechnet [es] sich trotzdem nicht«, so Dietmar Mauer (Schmitt 2008). Dennoch: Angenommen die Organspenderate könnte gar verdoppelt werden – es könnten immer noch nicht alle Patienten auf der Warteliste versorgt werden.

Vielleicht kommt es aber statt einer weiteren Zunahme von Patienten auf der Wartliste auch dazu, dass andere therapeutische Maßnahmen (weiter)entwickelt werden (die gar zu Heilung führen und nicht nur »Organersatzverfahren« sind) und dadurch weniger Patienten die Indikation Transplantation gestellt wird? Denkbar ist das – und bei Herztransplantationen ist es schon so: Nur noch 354 Patienten mit einer Herzmuskelentzündung (Kardiomyopathie) wurde nach Angaben aus den Jahresberichten der DSO im Jahr 2000 die Indikation Transplantation gestellt, gegenüber 604 Patienten im Jahre 1996. Seither blieb die Zahl der Herztransplantationen relativ stabil, weil vermehrte Routineanwendung von Herzunterstützungssystemen und verbesserte konservative medikamentöse Therapien einer Transplantation vorgezogen werden. Und wäre es darüber hinaus nicht wunderbar, wenn man viele der Todesfälle potenzieller Organspender verhindern könnte? Zum Beispiel durch Geschwindigkeitsbegrenzung, um Verkehrsunfälle abzuwenden (die Zahl sinkt zum Glück und lag 2008 auf einem »historischen Rekordtief« von 4600 Toten in Deutschland; das sind aber immer noch fast 13 Verkehrstote pro Tag), bessere psychosoziale Programme und eine ›wärmere‹ Gesellschaft, um die Zahl der Selbsttötungen zu verringern (7.939 Männer und 2.794 Frauen kamen 2004 – laut einer Studie des Robert Koch Instituts von 2006 – durch eigene Hand ums Leben, auch diese Zahl ist zum Glück rückläufig), oder bessere Vorbeugung für Schlaganfälle? Doch wir hören immer nur, dass die Anzahl der Spender steigen soll …

Neue Werbekampagnen

Die Werbung für Organspende indes wird unermüdlich weitergeführt. Erst im Jahr 2008 startete die große Kampagne *Fürs Leben. Für Organspende.* Die schwierigen Aspekte des Spendeprozesses werden dabei nach wie vor nicht behandelt. Immer noch heißt es: Hirntod ist gleich tot, Spenden ist gut, jeder kann (und sollte) sich ganz einfach beteiligen, Punkt.

Die neueste Idee: Nun sollen Fahrlehrer die Initiative *Fürs Leben. Für Organspende* unterstützen, so will es ein gemeinsames Projekt der DSO mit dem Fahrlehrerverband Hamburg. »Ziel der Aktion ist es, bereits junge Menschen über die Fahrschulen für das Thema Organspende zu sensibilisieren und zu informieren«, heißt es in der Pressemitteilung der DSO (11.11.2008). Immerhin könne man damit im Raum Hamburg jährlich etwa 22 000 Fahrschüler erreichen. Meine eingangs geschilderte Episode mit dem kalifornischen Führerschein, wird sie nun auch bald in Deutschland Realität? In der Fahrschule sollen die jungen

Menschen über Organspende aufgeklärt werden. Nichts gegen Fahrlehrer, sie haben eine verantwortungsvolle und wichtige Aufgabe für unsere Gesellschaft – aber sind sie wirklich die richtigen, um dieses komplexe, ethisch wie medizinisch anspruchsvolle und sensible Thema zu vermitteln?

Fazit: Alles scheint auf eine Entwicklung hinzudeuten, in der der Körper mehr und mehr als Ressource und Ware verstanden wird. Die Marktlogik in der Transplantationsmedizin und der gesellschaftliche Druck hin zur pragmatischen Sicht auf das eigene Lebensende nehmen zu. Sollte sich daraus die Pflicht zum gesellschaftsverträglichen Ausscheiden aus der Gemeinschaft der Lebenden ableitet lassen, relativ unabhängig davon, wie lebendig der Körper dann noch sein mag? Die Fragen nach der Veräußerbarkeit des Körpers und der gesellschaftlichen Pflicht, sich zumindest mit seiner Verwendung zu fremdnützigen Zwecken auseinanderzusetzen, werden beide im vorherrschenden Diskurs mit »Ja« beantwortet. Damit überwiegt die konzeptuelle Ebene des Körpers. Außer Acht gelassen werden dabei jene Stimmen und Aspekte, die in diesem Buch zu Wort kamen und die auf die konzeptuelle Ebene des Leibes verweisen.

14. Was noch zu sagen bleibt ...

> »Den Tod vom Leben abtrennen, Leben und Tod nicht als eng verwoben ansehen, als etwas, das mitten in das Herz des anderen eindringt – genau das darf man nie tun.«
> *Jean-Luc Nancy*, 2000

Fluch und Segen – in der Transplantationsmedizin liegt beides nah beieinander. Sie wirft nach wie vor ethische Fragen auf und stellt eine große persönliche wie gesellschaftliche Herausforderung dar, auch wenn sie mittlerweile zu den ›Standardmethoden‹ der Medizin gezählt wird. Wir können an ihr wachsen, wenn wir den Mut haben, uns auch mit ihren schweren und schmerzhaften Seiten auseinanderzusetzen. Dazu gehört die Frage nach unserem Verständnis von Sterben, Tod und Abschiednehmen: Kann ich für mich die Vorstellung annehmen, dass bei verstorbenem Gehirn, aber noch vitalen Körperfunktionen ein Mensch als tot gilt? Könnten ich oder meine Angehörigen mit den Vorstellungen der konkreten Abläufe einer Organentnahme leben? Was bin ich bereit für mein eigenes Überleben durchzustehen? Und welchen Grad der Freiheit und Toleranz gegenüber Andersdenkenden und -empfindenden vertreten wir als Gesellschaft?

Organspende muss freiwillig sein, jede Entscheidung, ob dafür oder dagegen, wird respektiert – diese Beteuerung kommt einem Mantra gleich, das immer rezitiert wird, wenn es um die Entscheidung für oder gegen eine Organspende geht. Der moralische Druck zu einem »Ja zur Organspende« hingegen steigt, wie die Bewertung der Spendewilligkeit als moralisch höher stehend im Gutachten des

Nationalen Ethikrates (2007) zeigt. Die Toleranz gegenüber der Einstellung anderer scheint mehr und mehr zu einem Lippenbekenntnis zu geraten. Die Töne, die in der Öffentlichkeit angeschlagen werden, sprechen eine härtere Sprache. Diffamierung der Kritiker, eine gesellschaftliche Amnesie, was die Herkunft der Organe angeht, steigender moralischer Druck zur Spende, immer wieder Vorstöße, die bestehenden Regelungen zu ändern – wenn es darum geht, wer zum Spender werden ›darf‹, zu welchem Zeitpunkt dies geschieht, oder was und wer transplantiert wird.

Auseinandersetzung mit der Endlichkeit des Lebens und Akzeptanz des Todes? Die scheint es nur dort zu geben, wo es um Zustimmung und Unterzeichnung von Spenderausweisen und Einwilligungsformularen geht. Anerkennung der Tatsache, dass Menschen – und leider auch junge Menschen – an einer schweren Krankheit auch versterben können? Dass Überleben und Lebensrettung nicht immer das einzige Ziel sein können, und schon gar nicht um jeden Preis? Solche Gedanken sind im Umfeld der Transplantationsmedizin selten zu hören. Noch seltener erfährt man von denen, die diesen Weg gegangen sind, auf eine Transplantation verzichtet und ihr Sterben angenommen haben.

Es sei bemerkenswert, so der Theologe Arne Manzeschke, dass »es der Transplantationsmedizin innerhalb weniger Jahrzehnte gelungen [ist], die Deutungshoheit über die Frage des Todeszeitpunktes zu gewinnen und den Austausch von Organen als eine zwar anspruchsvolle, aber doch routinemäßige Operation erscheinen zu lassen, die dem menschlichen Wunsch nach Überwindung von Tod und Krankheit in besonderer Weise zu entsprechen vermag. Und das obwohl diese Praxis heftige ›Nebenwirkungen‹ bei den Transplantierten wie in der Gesellschaft überhaupt zeitigt und substanzielle (Selbst-)Kritik provoziert. Aus der medizinischen Möglichkeit einer Organtransplantation ist binnen weniger Jahre aufseiten der Ärzte praktisch eine Pflicht geworden, das medizinisch Mögliche auch zu tun« (2008: 296 f.). Ihre Befürworter scheinen die Dimensionen der Transplantationsmedizin innerhalb des ganzen Gesundheitssystems nicht mehr klar erkennen zu können. Sie betonen, dass »[d]ie Knappheit an Spenderorganen [...] eines der drängendsten Probleme der Medizin in unserem Land« sei (Breyer et al. 2006: VII). Dass es viele andere mindestens genauso drängende Probleme gibt, um das zu erkennen, genügt ein Blick auf die aktuellen Diskussionen zum Gesundheitssystem. Ist Lebenserhaltung zum Beispiel durch verbesserte Qualitätssicherung der medizinischen Versorgung, Prophylaxe, Unfallvermeidung und Schutz vor Selbsttötung weniger wert als Lebensrettung durch einen hochtechnisierten Eingriff der Medizin? Um einige zu nennen: Die ärztliche Basisversorgung in ländlichen Regionen (und bald auch in anderen) ist in Gefahr, schätzungsweise 17 000 Menschen sterben pro Jahr durch vermeidbare ärztliche Behandlungsfehler (Bartens 2008), über 10 000 Menschen pro Jahr töten sich selbst und 4600 Menschen sterben im Straßenverkehr.

Die Transplantationsmedizin ist in vielerlei Hinsicht eine Zumutung für Betroffene und Gesellschaft: »Der Einzelne soll die Verantwortung für sich und sein Leben und Sterben übernehmen. Ob er seinen Körper zur Organentnahme zur Verfügung stellt, ist seine Entscheidung, woher er die Kriterien dafür bezieht, ist sein Problem. Zugleich ist es aber die medizinische Wissenschaft (und zunehmend auch die ökonomische), die erklären, warum und wie wir den Organmangel in der Gesellschaft beheben und wie die Einzelnen dazu beitragen müssen. Sie sind es, die erklären, dass die Organentnahme keine, zumindest keine problematischen Auswirkungen auf Seele, Bewusstsein und Identität einer Person haben« (Manzeschke 2008: 308). Und wie soll der Einzelne sich entscheiden, wenn ihm wichtige Informationen vorenthalten werden?

Mit moralischem Druck wird die mögliche Lebensrettung der Menschen auf der Warteliste für ein Organ über alles gestellt. Müssten dann in der Gesellschaft nicht mit gleicher Vehemenz ganz andere Maßnahmen eingefordert werden, um Menschenleben zu retten? Unfallvermeidung durch radikalere Geschwindigkeitsbegrenzungen und entsprechende Ahndung solcher Vergehen oder aber Unterstützung und Förderung sozialer Randgruppen – denn Armut erhöht nachgewiesener Maßen das Sterberisiko beträchtlich. Das liegt laut einer Studie der Technischen Universität Berlin nicht nur an dem ungünstigeren Gesundheitsverhalten in den unteren sozialen Schichten, sondern ist auch auf die materielle und persönliche Lebenssituation zurückzuführen: »Die Ergebnisse haben für die aktuelle Gesundheitspolitik in der Gesundheitsförderung und Prävention einen hohen Stellenwert«, ist in einer Pressemitteilung der Universität (2005) zu lesen. »Sie zeigen, dass Präventionsmaßnahmen besonders auf sozial benachteiligte Bevölkerungsgruppen auszurichten sind. Um dies erfolgreich zu tun, muss nicht nur am Verhalten, sondern immer auch an der Lebenslage der Menschen angesetzt werden.«

Nun ist es aber so, dass die Transplantationsmedizin existiert. Die medizintechnische und gesellschaftliche Entwicklung lässt sich nicht zurückdrehen. Jede und jeder in unserer Gesellschaft kann sich plötzlich mit dieser Problematik konfrontiert sehen. Und es gibt Menschen, die direkt mit der Transplantationsmedizin in Kontakt gekommen sind und mit ihrer einmal getroffenen Entscheidung leben müssen – sei es die Zustimmung oder Ablehnung einer Organentnahme, sei es die Annahme einer Organtransplantation, die theoretisch nur bei der Niere wieder rückgängig gemacht werden könnte, ohne dass es einem Suizid gleichkäme. Damit müssen wir leben, und darum sind wir als Einzelne und als Gesellschaft gefordert, einen möglichst humanen und würdigen Umgang damit zu finden.

Die Handhabung von Organtransplantationen in der medizinischen Praxis und der Gesellschaft kann verändert werden. »Der technische Fortschritt in der Medizin kann nur dann ein humaner Fortschritt sein, wenn er sich in ein lebendiges, d. h. ein gerade durch die Kritik in Bewegung gesetztes Projekt der Humanität integriert«, sagt der Philosoph und Ethiker Christoph Rehmann-Sutter (1999: 239). Er beschäftigt sich mit der Entwicklung und den Auswirkungen der Genetik und stellt folgende Grundfragen, die sich auch auf die Transplantationsmedizin übertragen lassen (in Klammern die ethische Kategorie, um die es geht): 1. Was sind Menschen? (Integrität); 2. Wie werden Menschen durch die Handlungen anderer betroffen? (Solidarität); 3. Was sollen Menschen sein? (Unverfügbarkeit); 4. Wie sollen Menschen behandelt werden? (Endlichkeit) (ebd.: 240).

Was sollen Menschen sein? Das Element der Unverfügbarkeit versteht er als »ein heilsames Element des menschlichen Umgangs miteinander«, das im Bereich religiös/spiritueller, also transzendenter Orientierung auftaucht (ebd.: 250). Die letzte Realität – bei ihm die Wirklichkeit Gottes – bleibt ein Geheimnis, »über das wir Menschen nicht verfügen *können*. ... Damit bleibt auch der letzte Sinn der Welt, gedacht als Gottes Schöpfung, verborgen. Ebenso, was Menschen letztlich sind, ihr Geschick« (ebd.: 250). Damit gilt es auch Respekt zu bewahren vor der Unheilbarkeit von Krankheit und Tod: »Leiden ist nicht *nur* ein Negativum, von dem man Menschen mit allen Mitteln befreien muss« (ebd.: 250). Die Medizin werde unter dem Niveau des technisch Machbaren beschränkt, sowohl durch die Ressourcenknappheit als auch durch das, »was persönlich noch als sinnvoll erlebt werden kann« (ebd.: 257).

Trotz steigender Überlebensraten bei schwersten Erkrankungen, medizinischen Errungenschaften, steigender Alterserwartung usw.: Wie viel Leid, Krankheit und Tod könnten vermieden werden, wenn der einzelne Mensch und die Gesellschaft all ihr Wissen um Krankheitsvermeidung und Gesundheitsförderung sowie ihre diesbezüglichen Errungenschaften konsequent umsetzen würden? Wie viel Krankheitsauslösendes und Todbringendes wird billigend in Kauf genommen bzw. nicht konsequent angegangen und hinterfragt? Wir sind alltäglich mit der Fortführung dieses Dramas beschäftigt – und erhoffen uns von der Medizin Unsterblichkeit. Wozu?

Was wissen wir über den Tod, das Jenseits und den Übergang vom Leben in den Tod? Nicht viel. Weder wissen wir, was ein Mensch im irreversiblen Hirnversagen noch an Wahrnehmungen haben mag, noch wissen wir ob und wie sich eine Explantation auf die Loslösung der Seele vom

Körper auswirken mag (sofern man sich diese Frage überhaupt stellt). Was aber wissen wir über das Leben? Was darüber, wie sich schwere Krankheit, Tod und Trauer auf Patienten und ihre Angehörigen auswirken? Sehr viel! Es bedürfte nicht viel, diese Erkenntnisse auf die Transplantationsmedizin anzuwenden und sie damit humaner zu gestalten.

Anhang

Literatur

Åkesson, L. (1996): »The message of dead bodies.« In: *Bodytime. On the interaction of body, identity, and society*. Hrsg. von S. Lundin und L. Åkesson Lund: Lund University Press, S. 157-180

Ärzte gegen den Atomkrieg (IPPNW) (1997): *Nürnberger Kodex 1997*. Verabschiedet in Nachfolge des Kongresses »Medizin und Gewissen«, 1996 (www.ippnw.de/20jahre/erklaerungen/nuernbg.htm, 03.12.2008)

Ärzte-Zeitung (2003): »Nach Herztransplantation ›lebt man intensiver‹«. Ausgabe vom 25.06.2003

Albert, P. (1998): »Direct contact between donor families and recipients: crisis or consolation?« *Journal of Transplant Coordination* 8, S. 139-144

Albert, W. (2004): *Psychosoziale und somatische Prädiktoren für das Survival und die Langzeitlebensqualität nach Herztransplantation*. Darmstadt: Steinkopf

Appel, J. M. (2005): »Defining death: when physicians and families differ.« *Journal of Medical Ethics* 31, S. 641-642

Bartens, W. (2008): *Auf Kosten der Patienten. Wie das Krankenhaus uns krank macht*. Frankfurt a. M.: Eichborn

Baudrillard, J. (1991 [1976]): *Der symbolische Tausch und der Tod*. München: Matthes & Seitz

Bergmann, A. (2004): *Der entseelte Patient. Die moderne Medizin und der Tod*. Berlin: Aufbau

Breyer, F. et al. (2006): *Organmangel. Ist der Tod auf der Warteliste unvermeidbar?* Berlin: Springer

Bunzel, B. (1993): *Herztransplantation: psychosoziale Grundlagen und Forschungsergebnisse zur Lebensqualität*. Stuttgart: Thieme

Capron, A. M. (2001): »Brain death – well settled yet still unresolved.« *New England Journal of Medicine* 344, S. 1244-1246

Charmaz, K. (1999): »From the ›sick role‹ to stories of self. Understanding the self in illness.« In: *Self, social identity, and physical health. Interdisciplinary explorations*. Hrsg. von R. J. Contrada und R. D. Ashmore. New York, Oxford: Oxford University Press, S. 207-239

Carter-Gentry, D./McCurren, C. (2004): »Organ procurement from the perspective of perioperative nurses.« *AORN Journal (Official Journal of the Association of Operating Room Nurses*, Denver, Colorado) 80/3, S. 417-431

Conrad, J./Feuerhack, M. (2002): *Hirntod, Organtransplantation und Pflege*. Frankfurt a. M.: Mabuse

DAK (2008): »Ein Organ für ein zweites Leben.« *DAK Magazin fit!* 3/2008, S. 18-19

Deutsche Bischofskonferenz, Rat der evangelischen Kirche in Deutschland (1990): »Organtransplantation.« *Erklärung der Deutschen Bischofskonferenz und des Rates der Evangelischen Kirche in Deutschland*. Neu-Isenburg: Arbeitskreis Organspende

Deutsche Stiftung Organtransplantation (2009): »DSO schlägt Alarm: Deutlich weniger Organspenden in 2008. Durchgreifende Reformen nach spanischem Vorbild sind notwendig.« Pressemitteilung vom 14. 01. 2009

- (2009a): *Organspende und Transplantation in Deutschland 2008*. Neu-Isenburg: Deutsche Stiftung Organtransplantation
- (2008): *Organspende und Transplantation in Deutschland 2007*. Neu-Isenburg: Deutsche Stiftung Organtransplantation
- (2003): *Organspende und Transplantation in Deutschland 2002*. Neu Isenburg: Deutsche Stiftung Organtransplantation
- (2000): *Organspende und Transplantation in Deutschland 1999*. Neu Isenburg: Deutsche Stiftung Organtransplantation
- (1999): *Organspende und Transplantation in Deutschland 1998*. Neu Isenburg: Deutsche Stiftung Organtransplantation
- (1996): *Organspende und Transplantation in Deutschland 1995*. Neu Isenburg: Deutsche Stiftung Organtransplantation
- (1994): *Erklärung deutscher wissenschaftlicher Gesellschaften zum Tod durch völligen und endgültigen Hirnausfall: Hirntod*. Verfasst von der Dtsch. Gesellschaft für Anästhesiologie und Intensivmedizin; Dtsch. Gesellschaft für Neurochirurgie; Dtsch. Gesellschaft für Neurologie, Dtsch. Physiologische Gesellschaft. Neu Isenburg: Deutsche Stiftung Organtransplantation
- (o. J.): *Organspende. Seminarunterlagen zum Umgang mit Trauernden*. E.D.H.E.P. The European Donor Hospital Education Programme. Neu Isenburg: Deutsche Stiftung Organtransplantation

Deutsches Ärzteblatt (2007): »Organ- und Gewebetransplantation. Der menschliche Körper ist eine veräußerbare Ware.« Ausgabe 104/21, 25. 05. 2007, A1458-1462

- (2008) »DAK-Gesundheitsreport 2008. ›Männer leben riskanter und ungesünder.‹« Ausgabe 105/8, 22. 02. 2008, A368

Devereux, G. (1992 [1967]): *Angst und Methode in den Verhaltenswissenschaften*. Frankfurt a. M.: Suhrkamp

Douglas, M. (2000): »Foreword. No free gifts.« *The Gift*. M. Mauss. London u. a.: Routledge, S. vii-xviii

Drakulic, S. (1989): *Das Prinzip Sehnsucht*. Reinbek: Rowohlt

Ebeling, T. (2000): »Konflikte des Pflegepersonals mit Organentnahme. Wichtige Aspekte vor der Explantation eines hirntoten Patienten aus Sicht des Intensivpflegepersonals.« *Die Schwester/Der Pfleger* 39/11, S. 898-900

Eisenreich, S. (2008): »Heilkunst oder Kundendienst? Integrierte Medizin in der Transplantationsmedizin.« Vortrag anlässlich der 11. Arbeitstagung Psychosomatik in der Transplantationsmedizin, 20. und 21. 06. 2008. Medizinische Hochschule Hannover, Vortragsmanuskript

Erim, Y. / Köllner, V. (2007): »Psychotherapeutische Betreuung von Transplantationspatienten.« In: *Praxis der Psychotherapie. Ein integratives Lehrbuch*. Hrsg. von W. Senf und M. Broda. 4. aktual. Aufl. Stuttgart: Thieme, S. 603-612

Express-Düsseldorf (2001): »Keine Organspende – Sohn klagt an: Meine Mutter könnte noch leben.« Ausgabe vom 04. 01. 2001

Focus (2006): »Penis-Transplantation. Mentale Abstoßung.« Ausgabe 39/2006, S. 13

Förderreuther, S./Angstwurm, H. (2003): »Organspende in Deutschland. Zwischenbericht über die bayerische Umfrage zur Ermittlung der Zahl potenzieller Organspender.« *Deutsche medizinische Wochenschrift* 128, S. 2437-2440

Foucault, M. (1999 [1963]) *Die Geburt der Klinik. Die Archäologie des ärztlichen Blickes*. Frankfurt a. M.: Fischer

Fox, R./Swazey, J. (1992): *Spare parts: organ replacement in American Society*. Oxford: Oxford University Press

Frank, A. W. (1991): *Mit dem Willen des Körpers. Krankheit als existenzielle Erfahrung*. Hamburg: Hoffmann & Campe

Frankfurter Allgemeine Zeitung (2001): »Transplantierte Hand amputiert.« Ausgabe vom 05. 02. 2001, S. 15

– (2000): Leserbrief, Schütte, F.: »Verzicht auf ein neues Herz«. Ausgabe vom 12.09.2000

Gadamer, H.-G. (1993): *Über die Verborgenheit der Gesundheit*. Frankfurt a. M.: Suhrkamp

Geisler, L. (2008): »Ist die Hirntod-Definition aus biologisch-medizinischer Sicht plausibel?« Vortrag bei der Tagung der Evangelischen Akademie im Rheinland zum Thema: Die Seele und der Tod. Was sagt die Hirnforschung? II. Forum Neuroethik, Bonn 19. 01. 2008

(www.linus-geisler.de/vortraege/0801evak_hirntod-plausibilitaet.html)
- (1996): »Das Verschwinden des Leibes.« *Universitas* 598, S. 386-397
Giddens, A. (1991): *Modernity and self-identity. Self and society in the late modern age.* Cambridge: Polity Press
Godbout, J. T. (2000): *Le don, la dette et l'identité. Homo donator vs homo oeconomicus.* Paris: Éditions la Découverte
Greinert, R. (2008): *Konfliktfall Organspende. Unversehrt sterben! Der Kampf einer Mutter.* Kempten: Kösel
Hauser-Schäublin, B. (1996): »Humantechnologien und die Konstruktion von Verwandtschaft. Die Körperlichkeit des ›echten‹ Verwandten.« *KEA – Zeitschrift für Kulturwissenschaften* 11, S. 55-73
Hauser-Schäublin, B./Kalitzkus, V./Petersen, I. (2008): *Der geteilte Leib. Die kulturelle Dimension von Organtransplantation und Reproduktionsmedizin in Deutschland.* Erstausgabe Frankfurt, New York: Campus 2001 (vergriffen). Überarb. und erg. (2008) als Onlineausgabe des Instituts für Ethnologie, Universität Göttingen. (http://webdoc.sub.gwdg.de/pub/mon/2008/hauser-schaeublin.pdf)
Henske, J. (2002): »Die Pflege eines potenziellen Organspenders: Hirntod ... und nun?« *Pflegezeitschrift* 3/2002, S. 179-182
Hiemetzberger, M. (2006): *Zwischen Leben und Tod – Pflegende als Grenzgänger. Eine Studie zur Pflege hirntoter Menschen.* Wien: Facultas
Hinrichsen, K. V. (Hrsg.) (1994): *Sterben und Schwangerschaft. Medizinethische Materialien,* Heft 88. Zentrum für Medizinische Ethik, Bochum
Hoffmann, S. V./Hochapfel, G. et al. (2008): *Neurotische Störungen und Psychosomatische Medizin.* Berlin: Schattauer
Hohmeyer, M. (2001): »Warten auf ein Organ.« *Zeitschrift für Allgemeinmedizin* 77, S. 328-332
- (1993): *Die Lebenssituation von Mukoviszidose-Patienten vor und nach der Lungentransplantation und Möglichkeiten der psychosozialen Unterstützung.* Diplomarbeit. Hannover, unveröffentlicht
Hollinger, I. (2003): »Angehörigenprojekt der Deutschen Stiftung Organtransplantation – Region Mitte. Eindrücke und Gedanken«. *Lebenslinien. Informationen der Selbsthilfegruppe Lebertransplantierter Deutschland e.V.* 1/2003, S. 31
Holthaus, G. (2000): »Die Pflege von Hirntoten aus der Sicht eines Intensivpflegers.« *Ethik in der Medizin* 12, S. 247-256

Holtkamp, S./Nuckolls, E. S. (1993): »Completing the gift exchange: a study of bereavement services for donor families.« *Journal of Transplant Coordination* 3, S. 80-84

Hoshino, K. (2007): »Legal status of brain death in Japan: why many Japanese do not accept ›brain death‹ as a definition of death.« *Bioethics* 7/2-3, S. 234-238

Hsieh, S.-T./Wijdicks, E. F. M. (2006): »Brain death worldwide: accepted fact but no global consensus in diagnostic criteria.« *Neurology*, 67/5, September 12, S. 919

IDW – Informationsdienst Wissenschaft (2008): »Langzeitüberlebensrate bei Herztransplantierten.« Pressemitteilung vom 18.06.2008

Jonas, H. (1994): »Brief an Hans-Bernhard Würmeling. New York, im November 1992.« In: *Wann ist der Mensch tot? Organverpflanzung und Hirntodkriterium.* Hrsg. von J. Hoff und J. in der Schmitten, S. 21-27. Reinbek: Rowohlt

Karck, M. (2008): »Spenderkriterien ›Herz‹ in Zeiten des Organmangels.« *Kongressband zum 4. Jahreskongress der Deutschen Stiftung Organtransplantation vom 12. bis 13.06.2008 in Frankfurt.* Frankfurt a. M.: Deutsche Stiftung Organtransplantation. S. 8-9

Keller, M. (2008): *Ausgeschlachtet. Die menschliche Leiche als Rohstoff.* München: Econ

Kerner, C. (2008): *Kopflos. Roman um ein wissenschaftliches Experiment.* München: Piper

Kneuper, E. (1999): *Tod, Weiblichkeit, Repräsentation: Forschen in einem deutschen Bestattungsinstitut.* Münster u. a.: Lit

Korn, A. (1991): »Erlebnisse und Erfahrungen im Umgang mit hirntoten Patienten.« In: *Ich pflege Tote. Die andere Seite der Transplantationsmedizin.* Hrsg. von H. W. Striebel und J. Link. Basel: RECOM, S. 43-53

Kuchta, J. (2004): »Brain death versus brainstem death: an international analysis of historic and actual criteria to diagnose death. Meeting abstract.« 55. Jahrestagung der Deutschen Gesellschaft für Neurochirurgie. Köln, 25.-28.04.2004. Düsseldorf, Köln; German Medical Science; 2004. Doc DI.01.05 (www.egms.de/en/meetings/dgnc2004/04dgnc0147.shtml)

Langenbach, M. (2006): »Die Bedeutung der Biographie für das subjektive Erleben einer Herztransplantation.« *Psychotherapie & Sozialwissenschaft* 1/2006, S. 29-70

Lévi-Strauss, C. (1981 [1949]): *Die elementaren Strukturen der Verwandtschaft.* Frankfurt a. M.: Suhrkamp

Lindemann, G. (2002): *Die Grenzen des Sozialen. Zur sozio-technischen Konstruktion von Leben und Tod in der Intensivmedizin.* München: Fink
- (2001): »Die Interpretation ›hirntot‹«. In: *Hirntod. Kulturgeschichte der Todesfeststellung.* Hrsg. von Th. Schlich, C. Wiesemann. Frankfurt a. M.: Suhrkamp, S. 318-343
- (1994): »Das soziale Geschlecht unter der Haut.« *KEA – Zeitschrift für Kulturwissenschaften* 7, S. 1-12

Linke, D. B. (1993): *Hirnverpflanzung. Die neue Unsterblichkeit auf Erden.* Reinbek: Rowohlt

Lock, M. (2003): »On making up the good-as-dead in a utilitarian world.« In: *Remaking life and death. Toward an anthropology of the biosciences.* Hrsg. von S. Franklin, M. Lock. Santa Fe, Oxford, School of American Research Press, S. 165-192

Macho, T. (1987): *Todesmetaphern. Zur Logik der Grenzerfahrung.* Frankfurt a. M.: Suhrkamp

Machado, C. et al. (2008): »Variability of brain death determination guidelines in leading US neurologic institution.« *Neurology*, 71/14, September 30, S. 1125-1126

Machado, C./Shewmon, A. D. (Hrsg.) (2004): *Brain death and disorders of consciousness (proceedings of the IV International Symposium on Coma and Death, held March 9-12, 2004 in Havana, Cuba).* New York: Kluwer Academic/plenum Publishing

Manzeschke, A. (2008): »Neues Leben, geschenktes Leben? Zur religiösen Dimension der Organtransplantation.« In: *Religious Turns – Turning Religions. Veränderte kulturelle Diskurse, neue religiöse Wissensformen.* Hrsg. von A. Nehring und J. Valentin. Stuttgart, Kohlhammer, S. 294-318

Maoz, B. et al. (2006): *Der zwischenmenschliche Ansatz in der Medizin: Die Arzt-Patienten-Beziehung.* Berlin: Logos

Marschall, C. (2004): *Grenzsituationen im Arbeitsbereich des OP-Pflegepersonals. Die Explantation.* Facharbeit. Hildesheim St. Bernward Krankenhaus, Zentrale Fort- und Weiterbildungsstätte

Matthiessen, P. F. (2006): »Der diagnostisch-therapeutische Prozess im interprofessionellen Dialog«. In: *Die schöpferische Dimension der Kunst in der Therapie. Ein interdisziplinäres Symposion.* Hrsg. von P. F. Matthiessen und D. Wohler. Frankfurt a. M.: VAS, S. 65-86

Mauer, D. et al. (2004): »Wie beurteilen die Angehörigen das Gespräch mit der Bitte um die Organspende?« *Intensivmedizin und Notfallmedizin* 39, November 2004, S. 39

Mauss, M. (1994 [1925]): *Die Gabe. Form und Funktion des Austauschs in archaischen Gesellschaften*. Frankfurt a. M.: Suhrkamp

Meisner, J. (1997): »Wann trennen sich Seele und Leib?« *Frankfurter Allgemeine Zeitung* 21/4, 25.01.1997

Miketta, G. (1994): *Netzwerk Mensch. Den Verbindungen von Körper und Seele auf der Spur*. Reinbek: Rowohlt

Morioko, M. (2001): »Reconsidering brain death: a lesson from Japan's fifteen years of experience.« *Hastings Center Report*, July-August 31, S. 41-46

Müller-Nienstedt, H.-R. (2000): »Gedanken eines Betroffenen. Psychologische Gesichtspunkte der Organtransplantation.« *Soziale Medizin* 2/2000, S. 22-25

– (1996): *Geliehenes Leben. Tagebuch einer Transplantation*. Zürich, Düsseldorf: Walter

Muthny, F. A./Smit, H./Molzahn, M. (2004): »Das Gespräch mit den Angehörigen plötzlich Verstorbener und die Bitte um Organspende.« *Intensivmedizin* 41, S. 255-262

Muthny, F. A./Wesslau, C./Smit, H. (2003): »Organspende-bezogene Entscheidungsprozesse der Angehörigen nach plötzlichem Hirntod.« *Transplantationsmedizin* 14, S. 115-120

Nancy, J.-L. (2000): *Der Eindringling. Das fremde Herz*. Berlin: Merve

Nationaler Ethikrat (2007): *Die Zahl der Organspenden erhöhen – Zu einem drängenden Problem der Transplantationsmedizin in Deutschland*, Berlin: Nationaler Ethikrat (www.ethikrat.org/stellungnahmen/pdf/Stellungnahme_Organmangel.pdf)

Oda, H. (2001): *Spontanremission bei Krebserkrankungen aus der Sicht des Erlebenden*. Weinheim, Beltz: PVU

Papachristou, C. et al. (2006): »Ich würde es mir dreimal überlegen. Problemkonstellationen biographischer Arbeit vor und nach einer Leberlebendspende.« *Psychotherapie & Sozialwissenschaft* 1/2006, S. 71-93

Parry, J. (1989): »The end of the body.« In: *Fragments for a history of the human body*. Hrsg. von M. Feher. Bd. 2. New York: Zone, S. 490-517

Pawelzik, B. (2000): »Bericht über ein Projekt der Deutschen Stiftung Organtransplantation.« *Die Flüstertüte. Zeitschrift vom Landesverband Nierenkranker, Dialysepatienten und Transplantierter Niedersachsen e.V.* 3/2000, S. 21-23

Payer, L. (1993): *Andere Länder, andere Leiden: Ärzte und Patienten in England, Frankreich, den USA und hierzulande*. Frankfurt a. M.: Campus

Pearsall, P. (1998): *The heart's code: the true stories of organ transplant patients and what they reveal about where we store our memories.* New York, London: Thorsons

Pearsall, P./Schwartz G. E. R./Russek L. G. S. (2002): »Changes in heart transplant recipients that parallel the personalities of their donors.« *Journal of Near-Death-Studies* 20/3, Spring, S. 191-206

Potts, M./Evans, D. W. (2005): »Does it matter that organ donors are not dead? Ethical and policy implications.« *Journal of Medical Ethics* 2005/31, S. 406-409

Prüll, C.-R. (2000): »Der Umgang mit der menschlichen Leiche in der Medizin: die historische Perspektive.« In: *Zum Umgang mit der Leiche in der Medizin.* Hrsg. von H.-K. Wellmer und G. Bockenheimer-Lucius. Lübeck: Schmidt-Römhild, S. 59-69

Pschyrembel, W. (1993): *Medizinisches Wörterbuch: Sonderausgabe Pschyrembel Klinisches Wörterbuch* 257. Neu bearb. Aufl. Hamburg: Nikol Verlagsgesellschaft

Rach, S. (2004): »Auf der anderen Seite.« *Die Schwester* 3/2004, S. 14-15

Rehmann-Sutter, C. (1999): »Humane Medizin. Kritische Überlegungen zum Menschenbild im Zeitalter der Genetik.« In: *Kultur und Menschlichkeit. Neue Wege des Humanismus.* Hrsg. von F. Geerk. Basel: Schwabe & Co, S. 235-259

– (1997): »Das Beziehungsnetz der Organtransplantation. Situationsanalyse und ethischer Problemkatalog.« In: *Donazioni e trapiani d'organo. Visioni filosofiche, etiche e religiose* (Corbaro 7). Hrsg. von R. Malcrida, S. Martinoli und R. Wullschleger. Comano: Edizioni Alice, S. 83-92

– (1994): »In die Transplantation einwilligen? Zu einigen ethischen Fragen.« *Cystische Fibrose* 27/2, S. 12-16

Rimpau, W. (1996): »Wann ist der Mensch tot?« *Dr. med. Mabuse* 100/1996, S. 73-76

Robert Koch-Institut (Hrsg.) (2006): *Gesundheit in Deutschland. Gesundheitsberichterstattung des Bundes.* Berlin: Robert Koch-Institut

Schellmann, B. (2000): »Die Pathophysiologie des Sterbevorgangs – Überlebenszeit von Zellen und Geweben.« In: *Zum Umgang mit der Leiche in der Medizin. Handling of the human corpse in medicine.* Hrsg. von H.-K. Wellmer und G. Bockenheimer-Lucius. Lübeck: Schmidt-Römhild, S. 27-33

Schellong, S. (2001): »Die künstliche Beatmung und die Entstehung des Hirntodkonzepts.« In: *Hirntod. Zur Kulturgeschichte der Todesfeststellung.* Hrsg. von T. Schlich und C. Wiesemann. Frankfurt a. M.: Suhrkamp, S. 187-208

Scheper-Hughes, N./Lock, M. (1987): »The mindful body: a prolegomenon to future work in medical anthropology.« *Medical Anthropology Quarterly* 1, S. 6-41

Schiller, G. (1991): *Der organisierte Tod: Beobachtungen zum modernen Bestattungswesen.* Düsseldorf: Fachverlag des Dt. Bestattungsgewerbes

Schlake, H.-P./Roosen, K. (2001): *Der Hirntod als der Tod des Menschen.* 2. überarb. und erw. Auflage. Neu-Isenburg: Deutsche Stiftung Organtransplantation

Schmitt, P.-P. (2008): »Ich habe eine gebrauchte Leber adoptiert.« *Frankfurter Allgemeine Zeitung*, Ausgabe vom 19.07.2008, S. 3

Schmitz, H. (1965): »System der Philosophie« Bd. 2, Teil 1. *Der Leib.* Bonn: Bouvier & Co

Schneider, W. (1999): »*So tot wie nötig – so lebendig wie möglich!« Sterben und Tod in der fortgeschrittenen Moderne. Eine Diskursanalyse der öffentlichen Diskussion um den Hirntod in Deutschland.* Münster u. a.: Lit

Siegmund-Schultze, N./Zylka-Menhorn, V. (2008): »Non-Heart-Beating-Donors: ›Herztote‹ Organspender.« *Deutsches Ärzteblatt* 105/16, A832

Simmel, G. (1999 [1908]): »Exkurs über Treue und Dankbarkeit«. In: *G. Simmel. Soziologie. Untersuchungen über die Formen der Vergesellschaftung.* Gesamtausgabe Bd. 11. Hrsg. von O. Rammstedt. Frankfurt a. M.: Suhrkamp, S. 652-670

Spirgatis, M. (1997): *Leben im Fadenkreuz. Transplantationsmedizin zwischen Machbarkeit, Menschlichkeit und Macht.* Hamburg: Konkret Literatur

Storkebaum, S. (1998): Die Explantation – eine frühe ›Abstoßungsreaktion‹? Konflikte des Pflegepersonals mit Organentnahme und Transplantation. *Diatra-Journal*, S. 1-98

Striebel, H. W./Link, J. (Hrsg.) (1991): *Ich pflege Tote – Die andere Seite der Transplantationsmedizin.* Basel: RECOM

Süddeutsche Zeitung Magazin (2008) »Ich fühle jetzt mehr! Werner Jung und Stefan Meier bekamen beide jeweils ein neues Herz: das Herz einer Frau.« Von Marren Linnartz (Interview). Heft 16/2008, S. 29-35

Sylvia, C. (1998): *Herzensfremd. Wie ein Spenderherz mein Selbst veränderte.* Hamburg: Hoffmann & Campe

Taupitz, J. (1994): »Zum Umgang mit der Leiche in der Medizin. Das Recht im Tod aus dem Blickwinkel der geltenden Rechtsordnung.« *Ethik in der Medizin* 6, S. 38-42

Technische Universität Berlin (2005): »Armut erhöht das Sterberisiko. TU-Wissenschaftler untersuchen, welche Faktoren die Gesundheit bestimmen.« *Medieninformation* 166, 20.07.2005

Tedeschi, R. G./Calhoun, L. G. (1995): *Trauma and transformation. Growing in the aftermath of suffering.* Thousand Oaks u. a.: Sage

Terzani, T. (2007): *Das Ende ist mein Anfang. Ein Vater, ein Sohn und die Große Reise des Lebens.* Hrsg. von Folko Terzani. Berlin: Deutsche Verlagsanstalt

The European Guardian (1999): »New heart for dying girl who refused consent.« *The European Guardian*, Ausgabe vom 16.07.1999

Thomas, C. (1994): *Berührungsängste? Vom Umgang mit der Leiche.* Köln: VGS

Truog, R. D./Miller, F. G. (2008): »The dead donor rule and organ transplantation.« *New England Journal of Medicine* 359/7, August 14, S. 674-675

Truog, R. D./Robinson, W. (2003): »Role of brain death and the dead-donor rule in the ethics of organ transplantation.« *Critical Care Medicine* 31, S. 2391-2396

Türk, H. J. (1997): »Der Hirntod in philosophischer Sicht.« *Zeitschrift für medizinische Ethik* 1/43, S. 17-29

Tymstra, T. J. et al. (1992): »Experience of bereaved relatives who granted or refused permission for organ donation.« *Family Practice* 9, S. 141-144

Wellendorf, E. (1993): *Mit dem Herzen eines anderen leben? Die seelischen Folgen der Organtransplantation.* Zürich: Kreuz

Werner, M. (1995): *Bis bald.* München: dtv

Westdeutsche Zeitung (2006): »Verpflanzung von Nieren ganz ohne Abstoßung.« Ausgabe vom 25.09.2006

Wiebel-Fanderl, O. (2000): *Herztransplantation als erzählte Erfahrung. Menschen zwischen kulturellen Traditionen und medizinisch-technischem Fortschritt.* Habilitationsschrift. Jena, unveröffentlicht (auch: Berlin u. a.: LIT 2003)

Wiesel, E. (2000): »›Wer einem Zeugen zuhört, wird selbst zum Zeugen‹. Der Friedensnobelpreisträger Elie Wiesel im Gespräch mit Constantin von Barloewen.« *Frankfurter Rundschau*, Ausgabe vom 23.11.2000

Wiesemann, C. (2006): »Kontingente Praktiken. Das Hirntod-Konzept aus historischer Perspektive.« In: *Transplantationsmedizin: Kulturelles Wissen und Gesellschaftliche Praxis*. Hrsg. von A. Manzei und W. Schneider. Münster: agenda, S. 83-98

Wijdicks, E. F. M. (2006): »The clinical criteria of brain death throughout the world: why has it come to this?« *Canadian Journal of Anesthesia* 53/6, S. 540-543

Wuermeling, H.-B. (2000): »Wann ist der Mensch tot? Der Sinn von ›sicheren‹ Todeskriterien.« In: *Zum Umgang mit der Leiche in der Medizin*. Hrsg. von H.-K. Wellmer und G. Bockenheimer-Lucius. Lübeck: Schmidt-Römhild, S. 35-39

Zänker, K. (1996): *Das Immunsystem des Menschen: Bindeglied zwischen Körper und Seele*. München: Beck

Zieger, A. (2008): »Wann stirbt der Mensch?« Beitrag zur Ringvorlesung »Six feet under« des Deutschen Hygiene-Museums Dresden in Zusammenarbeit mit der Akademie für Palliativmedizin und Hospizarbeit, Deutsches Hygienemuseum Dresden, 10.01.2008 (www.a-zieger.de, 26.10.2008)

– (2006): »Medizinisches Wissen und Deutung in der ›Beziehungsmedizin‹ – Konsequenzen für Transplantationsmedizin und Gesellschaft.« In: *Transplantationsmedizin. Kulturelles Wissen und gesellschaftliche Praxis*. Hrsg. von A. Manzei und W. Schneider. Münster: agenda, S. 157-181

Ziegler, J. (2000 [1975]): *Die Lebenden und der Tod*. München: Goldmann

Zum Weiterlesen

Hirntod und Transplantationsmedizin

Hoff, J./in der Schmitten, J. (1994): *Wann ist der Mensch tot? Organverpflanzung und Hirntodkriterium*. Reinbek: Rowohlt

Oduncu, F. (1998): *Hirntod und Organtransplantation: medizinische, juristische und ethische Fragen*. Göttingen: Vandenhoeck & Ruprecht

Schlake, H. P./Roosen, K. (2001): *Der Hirntod als der Tod des Menschen*. Zweite überarbeitete und erweiterte Auflage. Neu-Isenburg: Deutsche Stiftung Organtransplantation

Schlich, T./Wiesemann, C. (Hrsg.) (2001): *Hirntod. Zur Kulturgeschichte der Todesfeststellung*. Frankfurt a. M.: Suhrkamp

Stapenhorst, K. (1999): *Unliebsame Betrachtungen zur Transplantationsmedizin*. Göttingen: Vandenhoeck & Ruprecht

Striebel, H. W./Link, J. (Hrsg.) (1991): *Ich pflege Tote. Die andere Seite der Transplantationsmedizin*. Basel: Recom

Angehörige hirntoter Organspender

Greinert, R. (2008): *Konfliktfall Organspende. Unversehrt sterben! Der Kampf einer Mutter*. Kempten: Kösel

Leben mit einem transplantierten Organ

Claussen, P. C. (1996): *Herzwechsel. Ein Erfahrungsbericht*. München, Wien: Hanser

Drakulic, S. (1989): *Das Prinzip Sehnsucht*. Reinbek: Rowohlt

Gruber, S. (2007): *Über Nacht*. München: Beck (Roman)

Hoffmann, G. (1997): *Mein Herz hat mich verlassen*. Stuttgart: Rodius (Roman)

Auszug aus dem *Nürnberger Kodex* (1997)

Der Auszug aus dem *Nürnberger Kodex* von 1997 wurde verfasst von der deutschen Gruppe der Organisation Ärzte gegen den Atomkrieg (IPPNW) in Nachfolge des Kongresses »Medizin und Gewissen«, 1996. Von zehn Hauptpunkten geht einer explizit auf die Transplantationsmedizin ein (Hervorhebungen V. K.).

> Die Urteilsverkündung im Nürnberger Ärzteprozess jährte sich zum 50. Mal 1997 und damit die Geburtsstunde des Nürnberger Kodex. Die Nürnberger Regionalgruppe der IPPNW nahm dies zum Anlass, in der Nachfolge des Kongresses Medizin und Gewissen 1996 mit einer Gedenkveranstaltung an die grundliegenden Prinzipien des Kodex von 1947 zu erinnern und ihn auf heutige medizinethische Fragen zu beziehen.
>
> ### 7. Transplantations-Medizin
>
> Die Transplantation von Organen und Geweben darf nur zur Lebensrettung oder zur Behebung schwerer Leidens- und Krankheits-Zustände angewandt werden. Transplantationen zu experimentellen Zwecken sind abzulehnen. *Einen Anspruch auf fremde Organe oder fremdes Gewebe gibt es nicht. Jeder Mensch hat auch über den Tod hinaus ein Recht, über seinen Körper selbst zu bestimmen. Die Spende eines Organs oder von Gewebe darf nur aufgrund freier, informierter und persönlicher Einwilligung und aus dem Motiv der Hilfsbereitschaft erfolgen.* Eine Ersatz-Einwilligung von Vertrauens-Personen ist dann gerechtfertigt, wenn diese von den Betroffenen ausdrücklich dazu beauftragt wurden. Die Verpflanzung von Organen und Geweben von Menschen, die ihre persönliche Einwilligung nicht gegeben haben oder die aus wirtschaftlicher Not zur Spende ge-

zwungen waren, ist unzulässig. Eine Nachweispflicht über die freiwillige und informierte Einwilligung zur Entnahme muss international eingeführt werden. *Der Hirntod ist nicht mit dem vollendeten Tod des Menschen gleichzusetzen. Der Hirntod kann allenfalls als Entnahmekriterium für Organe auf der Basis der freiwilligen und informierten Einwilligung gelten.* Die Organ- und Gewebs-Entnahme bei noch nicht einwilligungsfähigen Kindern ist an die freiwillige und informierte Einwilligung durch den gesetzlichen Vertreter gebunden. Menschen, die aufgrund ihres Alters selber einwilligen könnten, die aber einwilligungsunfähig sind wegen einer Erkrankung oder Behinderung, sind vor der Entnahme von Organen und Geweben, auch vor der Entnahme regenerierbaren Gewebes oder eines paarigen Organs, geschützt. Eine Transplantation von Gehirngewebe ist nicht zu rechtfertigen, wenn sie die geringste Gefahr in sich birgt, Individualität und Persönlichkeit des Menschen in Frage zu stellen. Die Transplantation von Fötalgewebe ist abzulehnen, weil sie auf die Entscheidung zum Schwangerschafts-Abbruch Einfluss nehmen kann und verhindert, dass die für den Fötus schmerzloseste und für die Schwangere schonendste Methode des Schwangerschafts-Abbruchs gewählt wird. Der Handel mit Organen und Geweben ist durch internationale Übereinkommen zu unterbinden.

Nürnberg, am 20. August 1997

Quelle: www.ippnw.de/20jahre/erklaerungen/nuernbg.htm, 03.12.2008

Hinweise

Die Ergebnisse des Forschungsprojektes *Verwandtschaft und Humantechnologie* (Leitung: Prof. Brigitta Hauser-Schäublin, Institut für Ethnologie, Universität Göttingen), finanziert von der Deutschen Forschungsgemeinschaft, auf denen dieses Buch basiert, wurden ausführlich in zwei Publikationen dargelegt: Vera Kalitzkus (2003): *Leben durch den Tod. Die zwei Seiten der Transplantationsmedizin aus ethnologischer Sicht*, Frankfurt a. M.: Campus; Brigitta Hauser-Schäublin, Vera Kalitzkus, Imme Petersen (2008): *Der geteilte Leib. Die kulturelle Dimension von Organtransplantation und Reproduktionsmedizin in Deutschland*, Online-Veröffentlichung, Institut für Ethnologie, Universität Göttingen: http://webdoc.sub.gwdg.de/pub/mon/2008/hauser-schaeublin.pdf (überarbeitete Fassung des gleichnamigen Buches 2001, Frankfurt: Campus).

Namen und persönliche Details zitierter Betroffener aus dieser Studie wurden zum Schutz ihrer Privatsphäre verändert.

Passagen aus dem Abschnitt »Zwei Wesenheiten in meinem Körper« (Kap. 11) werden auch veröffentlicht in dem Aufsatz »Organtransplantation und Todesvorstellungen. Und was ist mit der Seele?« In: Ulrike Krasberg, Gudula Kosack (Hrsg.) (2009): *Konzepte von Körper/Leib und Seele im Kulturvergleich*. Frankfurt a. M.: Otto Lembeck.

Abbildungen

Die Abbildung »An Organspende beteiligte Gruppen« folgt der gleichnamigen Abbildung Christoph Rehmann-Sutters in seinem Beitrag »Das Beziehungsnetz der Organtransplantation. Situationsanalyse und ethischer Problemkatalog« (Rehmann-Sutter 1997: 83).

Das Plakat »*Viele Menschen haben im Jahr 2000 ihr Herz verschenkt. 418 davon waren Organspender*« war Teil einer Werbekampagne für Organspende der Bundeszentrale für gesundheitliche Aufklärung (BzgA) aus dem Jahr 2001. Weitere Informationen und Broschüren unter www.bzga.de.

Der *Muskelmann* in Kapitel 3 stammt aus dem Buch *De humani corporis fabrica* von Andreas Vesalius. Reprint der Orig.-Ausg. Nürnberg, Fabricius, 1551. Holzminden. Reprint-Verlag Leipzig 1996.

Die Abbildung, »Spontanbewegungen bei einer hirntoten Patientin« entstammt dem Band *Der Hirntod als der Tod des Menschen* (Schlake/Roosen 2001: 65).

Das »Detaillierte Schema der Hirntod-Diagnose«, folgt der Graphik der DSO, abrufbar auf der Homepage der DSO (www.dso.de/grafiken/schema.html).

Das Bild *Vom Liebling der Götter zum Teufelssohn* ist ein Werk des Künstlers Uwe Schloen von 1991 (Herzlichen Dank für die Erlaubnis zum Abdruck!).

Der Organspendeausweis (offizieller Vordruck) kann auf der Homepage der DSO heruntergeladen werden.

Dank

Schreiben ist eine einsame Angelegenheit. Und doch zeigte sich mir in dieser Zeit, mit wie vielen Menschen ich verbunden bin und auf welch unterschiedliche Weise sie mich unterstützten. Mein Dank gilt Bernd Hontschik für die Möglichkeit, in der Reihe *medizinHuman* zu veröffentlichen, und Katja Bendels vom Suhrkamp Verlag für engagierte Unterstützung und kompetente Betreuung. Brigitta Hauser-Schäublin danke ich dafür, dass sie mich mit ihrem DFG-Forschungsprojekt erst auf die Fährte dieser Forschung setzte. Für kritisches Gegenlesen des Manuskripts danke ich: Gudrun Bornhöft, Susanne Ude-Köller und insbesondere Petra Maass und meinen Eltern.

Mein ganz besonderer Dank gilt all jenen, die mich an ihrer persönlichen Geschichte teilhaben ließen. Ohne sie hätte diese Arbeit nicht entstehen können.

»medizinHuman«
im suhrkamp taschenbuch

Bücher über die Heilkunst

Werner Bartens. Vorsicht Vorsorge! Wenn Prävention nutzlos oder gefährlich wird. medizinHuman Band 7. st 4028. 193 Seiten

Christian Hess und Annina Hess-Cabalzar. Menschenmedizin. Für eine kluge Heilkunst. Mit einem Beitrag von Wilhelm Schmid. medizinHuman Band 2. st 3819. 250 Seiten

Bernd Hontschik. Körper, Seele, Mensch. Versuch über die Kunst des Heilens. medizinHuman Band 1. st 3818. 144 Seiten

Klaus Ratheiser. Dauerfeuer. Das verborgene Drama im Krankenhausalltag. medizinHuman Band 4. st 3821. 243 Seiten

Manfred Spitzer. Nervenkitzel. Neue Geschichten vom Gehirn. Mit zahlreichen Abbildungen. medizinHuman Band 3. st 3820. 288 Seiten

Manfred Spitzer, Wulf Bertram (Hg). Braintertainment. Expeditionen in die Welt von Geist und Gehirn. medizinHuman Band 6. st 4018. 304 Seiten

Viktor von Weizsäcker. Warum wird man krank? Ein Lesebuch. Herausgegeben von Wilhelm Rimpau. Mit einem Vorwort von Klaus Dörner und Wilhelm Rimpau. medizinHuman Band 5. st 3936. 342 Seiten

Bibliothek der Lebenskunst

Die Bibliothek der Lebenskunst greift die alte Frage nach der »richtigen« Gestaltung des Lebens auf. Sie versteht sich als eine Sammlung von Reisebegleitern durch unsere Lebenswelten. Die Bibliothek bewegt sich zwischen Literatur und Wissenschaft, lädt ein zum Denken, macht Lust zum Philosophieren – und auf die Kunst zu leben.

Eine Auswahl

Iso Camartin
Belvedere. Das schöne Fernsehen
150 Seiten. Gebunden

Schönes Fernsehen, gibt es das? Dient die Unterhaltung nicht zunehmend der Geistaustreibung? Muß Kultur allem Gefälligen weichen? Mit viel Scharfsicht und Phantasie entfaltet Iso Camartin, der während seiner Zeit beim Schweizer Fernsehen DRS Einblick in den Fernsehbetrieb gewonnen hat, die Idee einer intelligenten Form von Kulturvermittlung: Statt nur auf die Quoten zu blicken, sollten Geschichten erzählt werden, Geschichten aus Literatur, Philosophie und Musik, die dem Zuschauer auch nach dem Abschalten in Erinnerung bleiben. So könne das Fernsehen »lohnend wie eine Dante-Lektüre« werden, geistreich und – schön.

Hans-Martin Gauger
Vom Lesen und Wundern
Das Markus-Evangelium
136 Seiten. Gebunden

Warum gerade Markus? Seine Schrift ist die älteste; was die Schriften über Jesus angeht, hat mit Markus alles begonnen.
Das Buch versucht, sich fragend in einen fernen Text hineinzudenken. Es will, mit seinem Leser, den »Markus« lesen, das Evangelium nach Markus.
Je näher der Sprachwissenschaftler Hans-Martin Gauger mit seinen Fragen dem Text zu Leibe rückt, um so mehr wird Markus zu einem Reisebegleiter in eine biblische Landschaft, und was Gauger darin entdeckt, stellt Denken und Glauben auf die Probe.

Hans Ulrich Gumbrecht
Lob des Sports
Aus dem Amerikanischen von Georg Deggerich
176 Seiten. Gebunden

Worin besteht die Faszination des Sports? Ist es die extreme körperliche Leistung, der spannende Wettbewerb oder gar die Sehnsucht nach Schönheit und Vollendung, die uns zu Bewunderern von Sportlern wie Jesse Owens und Pelé macht? Hans Ulrich Gumbrecht untersucht ein markantes Phänomen unserer Tage und beschreibt Augenblicke eigener Faszination. Er läßt den Leser teilhaben am ästhetischen Erleben sportlicher Höhepunkte und gibt – mit erzählerischer und philosophischer »Anmut« – dem Geist dort Raum, wo er in der Regel ausgegrenzt zu sein scheint: auf dem Gebiet des Körperlichen. Hier wie dort gilt: citius, altius, fortius!

Durs Grünbein
An Seneca. Postskriptum
Seneca. Die Kürze des Lebens
Aus dem Lateinischen von Gerhard Fink
88 Seiten. Gebunden

»Durs Grünbein stürzt Seneca vom Sockel, aber in dem Zwielicht, das ›Brandfleck Nero‹ wirft, zeigt sich eine moderne Gestalt, zerrissen zwischen Macht und Moral, mit einem tief gespaltenen Ich. Neu bedenkenswert, keine Zeitverschwendung.« *Frankfurter Rundschau*
»Der poetischen Zwiesprache unter Dichtern zweier Spätzeiten ist ein schönes Stück Grünbein'scher Prosa zugesellt.« *Neue Zürcher Zeitung*

Jochen Hörisch
Es gibt (k)ein richtiges Leben im falschen
104 Seiten. Gebunden

Aus welcher Perspektive ist ein Leben falsch oder richtig? – Dieser vielzitierte Satz Adornos darf in einer Bibliothek, die die Frage nach dem guten, vielleicht richtigen Leben stellt, nicht ununtersucht bleiben. »Darüber, was die richtigen Bars, die richtigen Klamotten und die richtige Musik sei, gibt es nicht enden wollende Debatten. Fragen nach dem ›schöner Leben‹ ersetzen die ethischen und religiösen Fragen.« Diesen Fehler im Webmuster des Lebens, des Denkens aufzuspüren, macht Jochen Hörisch sich auf.

Alexander Kluge
Die Kunst, Unterschiede zu machen
112 Seiten. Gebunden

»Behauptet einer, er könne mit Fakten umgehen, ohne sich etwas dazuzudenken, ohne zu fälschen, dem glaube ich nicht. Aber aus einem, der lügt, aus dessen Lügen kann ich immer noch ein Stück Fakt herausentwickeln.«
Alexander Kluge hält ein Plädoyer für die massenhafte Produktion von Unterscheidungsvermögen. Gleichzeitig erklärt Kluge seinen Argwohn gegenüber der Übermacht des Faktischen. Durch die Enttarnung von Gefühlen und Empfindungen als zerstörerische Geheimagenten verwandelt er Fakten in Erzählungen. So wird aus der Kunst, Unterschiede zu machen, die Kunst des Erzählens.

Detlef B. Linke
Hölderlin als Hirnforscher
176 Seiten. Gebunden

»Mit der Äußerung, daß ich Hölderlin für einen Hirnforscher halte, meine ich es sehr ernst. Mit seiner Rhythmustheorie formuliert Hölderlin eine Theorie der kognitiv-emotionalen Leistungen, der menschlichen Geistestätigkeit insgesamt, die Anschluß an die gegenwärtige Hirnforschung gewinnen kann, dabei aber in ihrer Komplexität und Integrationskraft darüber hinausgeht.«
Der Hirnforscher, Arzt und Philosoph Detlef B. Linke reflektiert über Neuropsychologie und Lebenskunst und entwirft mit Hölderlin ein Konzept menschlichen Denkvermögens, das der Freiheit, dem Respekt vor dem anderen und der Liebe verpflichtet ist.

Adolf Muschg
Von einem, der auszog, leben zu lernen
Goethes Reisen in die Schweiz
88 Seiten. Gebunden

»Man reise in die Schweiz, um Bilder zu finden, die der eigenen Seele glichen, aber noch mehr, um Zuflucht zu suchen vor der Hauptfrage, die einen flüchtig gemacht hatte: Wer bin ich? Moderner gesprochen: Was ist ›Ich‹?« Als analytischer und einfühlsamer Reisebegleiter Goethes vermittelt Adolf Muschg etwas vom Handwerk des Lebens und nicht nur von Goethes Lebenskunst.
»Über beide, die Schweiz und Goethe, erfährt man aus Muschgs gescheitem Buch Erhebliches … ein lichtvoller und klarer Essay.« *Andreas Dorschel, Süddeutsche Zeitung*

Hannelore Schlaffer
Das Alter
Ein Traum von Jugend
112 Seiten. Gebunden

»Eigentlich gibt es kein Alter, denn wer alt und glücklich ist, kann sich für jung halten.« Von der Antike bis zu den »Uhus« (den »Unterhundertjährigen«) unserer Zeit sucht Hannelore Schlaffer viele Figuren und Orte des Alterns und Alters auf. Sie entdeckt in den herrschenden Leitbildern unserer Gesellschaft eine ganze Kultur, die mit der Abwehr von Krankheit und Tod beschäftigt ist. Nur eins hat sich wahrscheinlich seit der Antike nicht geändert: »Die Art, wie Männer sich das Alter ausmalten und wie Frauen es erlebten und erleben, hat wenig miteinander zu tun.«

Wilhelm Schmid
Mit sich selbst befreundet sein
436 Seiten. Gebunden

»Mit sich selbst befreundet sein«, davon sprach schon Aristoteles. In der antiken Philosophie galt das Erlernen des Umgangs mit sich selbst als Voraussetzung für den Umgang mit anderen. In dem Maße, in dem ein Selbst die Beziehung zu sich gestaltet, wird es fähig zur freien Gestaltung der Beziehung zu anderen, und darum geht es bei der Arbeit an sich selbst in diesem »Handbuch der Lebenskunst«.